ÉTUDE EXPÉRIMENTALE

SUR L'ACTION THÉRAPEUTIQUE ET PHYSIOLOGIQUE

DE

L'IPÉCACUANHA

ET DE

SON ALCALOÏDE

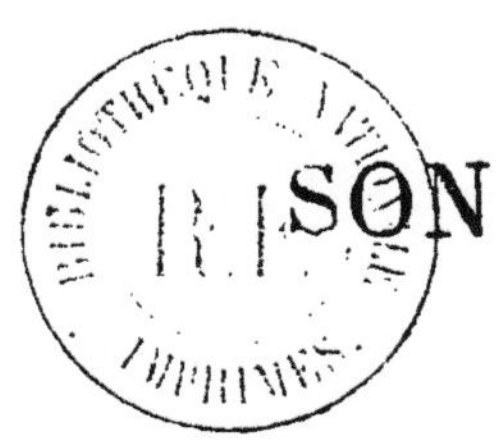

PAR

C. A. POLICHRONIE,

Docteur en médecine de la Faculté de Paris,
Ancien élève de l'Ecole des Hautes-Etudes (section de physiologie),
Membre correspondant de la Société anatomique.

AVEC UNE PLANCHE

PARIS

ADRIEN DELAHAYE, LIBRAIRE-ÉDITEUR

Place de l'Ecole-de-Médecine.

1874

A LA MÉMOIRE

DE MON PÈRE ET DE MA MÈRE

Regrets éternels.

A MA GRAND'MÈRE.

Amour filial.

A MA SŒUR.

Amitié fraternelle.

A MON FRÈRE

Reçois ce faible témoignage de ma profonde reconnaissance, pour les services et pour l'amour fraternel que tu me montras pendant mes études à Paris.

A MES ONCLES.

À MON COLLÈGUE, Dr N. GAVRILESCO,

Souvenir d'enfance.

A M. LE Dr DAVILA,

Inspecteur général du service sanitaire de l'armée Roumaine,
Professeur de chimie à la Faculté de médecine de Bucharest,
Chevalier de la Légion d'honneur.

Reconnaissance d'un Roumain.

A M. LE Dr N. TURNESCO,

Professeur de clinique chirurgicale à la Faculté de médecine de Bucharest.

J'ai toujours gardé un bon souvenir de vos instructives leçons.

A MES ANCIENS PROFESSEURS DE BUCHAREST.

A M. VULPIAN,

Professeur de pathologie expérimentale à la Faculté de méd. de Paris,
Membre de l'Académie de médecine,
Médecin des hôpitaux.

A M. VERNEUIL,

Professeur de clinique chirurgicale à la Faculté de médecine de Paris,
Membre de l'Académie de médecine,
Chirurgien des hôpitaux.

A M. PAUL BERT,

Professeur de physiologie à la Faculté des sciences,
Directeur du laboratoire de physiologie de la Sorbonne (école des Hautes-Etudes),
Membre de l'Assemblée nationale.

A MES MAITES DE LA FACULTÉ DE MÉDECINE DE PARIS.

ÉTUDE EXPÉRIMENTALE

SUR L'ACTION THÉRAPEUTIQUE ET PHYSIOLOGIQUE

DE

L'IPÉCACUANHA

ET DE SON ALCALOÏDE.

INTRODUCTION.

Il y a quelques années, j'eus la bonne fortune de pouvoir travailler à la Sorbonne dans le laboratoire de M. le professeur Paul Bert, et j'y acquis mes premières notions de physiologie expérimentale. Je vis de près que cette science est non-seulement très-attrayante, mais encore qu'elle seule, ce que l'on comprend trop peu, nous fournit les bases sérieuses pour compléter les renseignements pratiques que nous pouvons puiser à l'hôpital, au lit du malade, aux amphithéâtres et dans les laboratoires d'anatomie pathologique.

Loin de moi la pensée de développer, en phrases pompeuses,

les avantages de l'expérimentation ; c'est là une tâche au-dessus de mes forces, et j'essaierais bien inutilement de convaincre ceux qui se sont montrés réfractaires à l'enseignement de MM. Claude Bernard, Vulpian et Longet. En écrivant ces quelques lignes, mon but est plus modeste ; je veux seulement expliquer pourquoi j'ai entrepris de présenter comme travail inaugural, une étude de pathologie expérimentale, tâche qui peut paraître prétentieuse.

Dès mes premiers efforts dans ce sens, je me sentis attiré par l'étude de la physiologie ; venu à Paris pour y chercher l'enseignement médical, je choisis de préférence cette étude qui y brille d'un si grand éclat. Je crus, en un mot, devoir prendre comme base de mon instruction et de mes études à l'avenir, la partie la plus riche de la science française, tout comme il y a trente ans les étrangers, nos devanciers, venaient étudier l'*auscultation* dans le pays de Laënnec ; c'est donc un élève qui parle ; cette seule considération pourra lui servir d'excuse.

Mais j'éprouvai plus d'une difficulté, plus d'une désillusion ; quand je commençai à travailler, je crus voir du nouveau à chaque expérience, tandis que bientôt je constatais l'écroulement de ces premières données. De là plusieurs hésitations, plusieurs sujets abandonnés repris et enfin laissés de côté, soit que je m'aperçusse que je répétais ce qui était connu depuis longtemps, soit que les résultats obtenus ne pussent fournir un travail sérieux qu'après un temps qui dépassait la période que je pouvais y consacrer. Qu'il me soit permis de rappeler ici quelques-uns des points que j'ai été obligé de laisser de côté, provisoirement du reste, et me réservant d'y revenir en continuant mes études expérimentales dans la science à laquelle je consacrerai mon avenir.

Je commençai d'abord un certain nombre d'expériences sur

le goût, puis quelques autres sur les greffes animales, mais dans ce dernier sujet je fus devancé, et je dus dès lors le laisser de côté, très-satisfait d'avoir plutôt répété, que cherché du nouveau.

La thérapeutique expérimentale m'offrait un large champ d'étude, les leçons de M. le professeur Vulpian sur les purgatifs me donnèrent d'abord l'idée d'étudier l'action des sels de soude et de potasse, je ne trouvai que peu de choses à ajouter ce qui me fit renoncer à ce travail. Mais je résolus de continuer dans le même sens, d'entreprendre quelques recherches sur les purgatifs ou sur les vomitifs végétaux.

L'ipécacuanha, médicament usuel, appela tout d'abord mon attention, et j'avais déjà fait quelques recherches sur ce médicament quand parurent deux mémoires très-intéressants de M. d'Ornellas ; voyant là un motif de plus, je résolus de compléter l'étude de quelques points que l'auteur avait laissés dans l'ombre. Mais il semble qu'il y ait une sorte d'attraction vers un même sujet : tandis que je travaillais déjà, au moment même où paraissait le mémoire de M. d'Ornellas, je lus dans un journal les premiers articles d'un travail de M. Chouppe sur l'action physiologique et thérapeutique de l'ipécacuanha dans certaines maladies. Ici, j'étais encore plus gêné que par le travail de M. d'Ornellas, car je ne voulais pas seulement une étude expérimentale, je voulais aussi des applications cliniques.

Au risque d'être moins personnel, je résolus de profiter de ces travaux, et je demandai à M. Chouppe de continuer en commun des recherches que nous voulions tous les deux entreprendre. Je dois le remercier ici de s'être mis à ma disposition. Si le temps m'a manqué pour compléter ce que je voulais faire, j'aurai au moins planté les principaux jalons.

C'est dans le laboratoire de M. le professeur Vulpian à l'École pratique, que ces dernières expériences ont été faites ; souvent nous avons eu recours à ses conseils, qu'il m'a toujours donnés avec sa bienveillance si connue; j'ai encore eu l'occasion d'avoir recours à M. Carville, toujours si disposé à être utile aux élèves. Je prie ces messieurs de recevoir ici le faible témoignage de ma sincère reconnaissance qui leur est acquise, ainsi qu'à M. Bert.

DIVISIONS DU TRAVAIL.

Après avoir fait l'historique, je diviserai ce travail en trois chapitres.

Dans le premier, je m'occuperai de l'exposition générale sur l'ipéca et son mode d'action.

Dans le deuxième, je traiterai la partie clinique, essayant, autant que possible, de faire la critique de certaines maladies en particulier.

Dans le troisième chapitre, qui sera le plus important, je m'occuperai de la partie expérimentale, reproduisant toutes mes expériences à ce sujet.

Enfin, je terminerai par les conclusions que je tirerai des études cliniques et expérimentales.

HISTORIQUE.

Nous n'avons pas la prétention de faire l'historique complet de l'ipécacuanha ni des divers usages auxquels il a été employé ; ce serait sortir de notre sujet ; mais il ne nous semble pas inutile de rappeler en quelques lignes les principaux traits de cet historique.

1° L'ipécacuanha, par abréviation, *ipéca*, est une plante originaire du Brésil et de quelques autres parties de l'Amérique méridionale. Rien de plus obscur en botanique que de suivre les différentes phases par lesquelles a passé l'histoire de cette plante, et il y a seulement vingt ans, on confondait entre elles plusieurs racines qui avaient bien quelques rapports au point de vue de leurs propriétés, mais qui appartenaient à plusieurs plantes.

Aujourd'hui, on est bien fixé ; le véritable ipéca est une plante de la famille des rubiacées, la *cephalis ipécacuanha* ou ipécacuanha annelé. Elle seule jouit, au maximun, des propriétés physiologiques et thérapeutiques que l'on attribue à l'ipéca, et si, dans le commerce, on la trouve encore mêlée à quelques autres racines, ce n'est que par fraude.

Il n'est cependant pas sans intérêt de passer en revue ces différentes racines. Deux principales sont surtout connues, ce sont : 1° l'*ipécacuanha officinal* strié(radix psychotriæ), 2° l'*ipécacuanha blanc* (radix richardsoniæ). Ces trois racines ont reçu des noms différents, par exemple, le cephælis ipecacuanha, est appelé caliccoca ipecacuanha (Bratero), ipecacuanha fusca (Pison). Si nous voulions entrer dans le détail, nous verrions que les appellations ont varié à l'infini pour les autres espèces, ce que complique souvent la difficulté des études qu'on veut faire, et qui devient à chaque pas un ennui dans les travaux de Guibourt, Lémery, Mérat, etc.

Plusieurs auteurs ont prétendu que le mot ipécacuanha veut dire écorce de plante odorante rayée. Mais, d'après Weddell (1849), l'origine de ce mot serait fort obscure. Quoi qu'il en soit de cette discussion qui n'a d'intérêt qu'au point de vue théorique, nous n'insisterons pas davantage sur cette étude toute botanique, nous avons hâte d'arriver à la partie qui nous regarde plus spécialement, à l'étude des différents emplois thérapeutiques de l'ipéca. On trouvera du reste tous les renseignements utiles à ce sujet dans les ouvrages de Pison et Marcgrave (1), A. Gomez (2), Linnée fils (3), enfin Humbold Bompland, de Candole, etc.

2° Malgré les intéressants travaux de Pison et Marcgrave en 1642, l'ipécacuanha ne fut connu en Europe comme agent thérapeutique qu'en 1672, quand il fut vanté par Helvétius, médecin hollandais, et Legras, médecin français (4). On sait à quel engouement donna lieu le nouveau médicament, et par quelles épreuves il dut passer. Bientôt parurent les recherches de Lassone fils (5) de Henry père (6), du Dr Irvine, Masson-Four (7), Bratero, Tusac (8).

A cette époque, la chimie et la thérapeutique ayant fait de nouveaux progrès, parurent les recherches de Pelletier et de

(1) Historia naturalis bresiliæ, 1648.
(2) Sobre a Ipecacunha fusca do Brasil. Lisboa, 1801
(3) Suplementum, 1781.
(4) Sprengel, vol. V, p. 468, Histoire de la médecine.
(5) Mém. de la Soc. roy. de méd., 1700.
(6) Annales de chimie, LVI, 31.
(7) Bull. de pharmacie, t. I, p. 611.
(8) 1800-1813.

Magendie (1817). C'est à eux que revient l'honneur d'avoir fait des recherches chimiques sur la composition de l'ipéca et d'avoir démontré les plus importantes de ses propriétés physiologiques. Après eux Richard (1) étudia l'ipécacuanha et donna des analyses chimiques qui ne diffèrent que bien peu de celles de Pelletier.

Depuis Magendie, aucun travail important n'est venu éclairer l'action physiologique de l'ipéca, si ce n'est un intéressant mémoire de M. Pécholier (2) ; mais en revanche les recherches cliniques n'ont pas manqué.

Dire tous les avantages qu'on a attribués à l'ipécacuanha nous entraînerait bien loin ; nous aurons, du reste, à y revenir plus tard dans l'exposition générale de notre travail.

Avant et après les recherches de l'illustre Magendie (3), bien des opinions ont été émises sur l'ipécacuanha, et il n'est peut-être pas une seule maladie contre laquelle il n'ait été préconisé, et dans nombre de cas il a été vanté même comme spécifique.

Desormeaux l'a sérieusement recommandé comme spécifique dans la fièvre puerpérale (1782). Pison, Legras, Helvétius, l'ont indiqué comme le spécifique de la dysentérie ; il faut reconnaître, du reste, que jusqu'à ces derniers temps, c'était une opinion admise, et que le but de ce travail est précisément de démonter que dans ces conditions il agit de toute autre manière que comme spécifique.

Thomson et Cullen ont sérieusement recommandé l'ipéca contre la fièvre intermittente ; peut-être agit-il simplement comme vomitif et en faisant disparaître l'embarras gastrique. D'autres auteurs, et Magendie en tête, lui ont accordé une

(1) Thèse inaugurale, 1830.
(2) Montpellier médical, 1862, semestre 2.
(3) 1817. Journal de pharmacie, t. III.

action spéciale comme expectorant. On l'a vanté aussi comme tonique et excitant à l'encontre du tartre stibié qui est dépressif et débilitant. Broussonet lui a également reconnu des propriétés contro-stimulantes. Nous pourrions encore citer nombre de travaux, mais ils trouveront leur place dans le cours de ce mémoire. Trousseau, par exemple, l'a employé pour combattre la diarrhée des jeunes enfants.

Cependant l'emploi de l'ipéca à haute dose, suivant la méthode brésilienne, autrefois préconisée par Helvétius, était complètement tombé dans l'oubli et ne fut tiré que par Al. Segond, médecin à Cayenne. Depuis cette époque la méthode brésilienne a été étudiée et généralisée par Delens, Hannay de Glascow, Delioux de Savignac (1) et tant d'autres. Depuis, Clarke, médecin anglais, traita la dysentérie par les lavements de décoction d'ipéca à la dose de 6 gr.; il le conseilla également, mais à la dose moitié moindre, contre les hémorrhoïdes internes.

Telles sont à grands traits les phases par lesquelles a passé l'étude de l'emploi thérapeutique de l'ipéca.

3° Cependant, dans la médecine moderne les alcaloïdes définissent les substances véritablement actives et ont une grande tendance à remplacer les anciens médicaments. Devait-il en être de même de l'émétine ? C'est ce que nous nous efforcerons d'étudier avec soin dans ce travail. Maintenant comme notions préliminaires, nous allons passer sommairement en revue l'histoire de l'émétine.

L'*Emétine* (*emeo-vomo*) est le principe actif de l'ipéca. Découverte par Magendie et Pelletier en 1817 (*loc. cit.*), Magendie, presque aussitôt, fit des recherches physiologiques très-intéressantes sur cette substance, et peu de temps après,

(1) Mémoire sur l'ipéca, Paris, 1852.

parut le travail de Richard (*loc. cit.*) ; mais les études qui en furent faites jusqu'aux recherches de M. Pécholier (*loc. cit.*); ont une importance tout à fait relative ; nous devons cependant citer Bretonneau, Delioux de Savignac, Perey (1), enfin dans ces derniers temps, les travaux de MM. d'Ornellas (2) et Chouppe (3).

De ces derniers mémoires nous ne dirons rien ici, car nous aurons à y revenir dans le cours de ce travail.

(1) Thèse inaugurale, Paris, 1854.

(2) Gaz. méd. de Paris, 1873. Bull. gén. de thérapeutique, 1873.

(3) Progrès méd., 1873-74. Bull. gén. de thér., 1874.

CHAPITRE PREMIER

EXPOSITION GÉNÉRALE. — LES DIVERS USAGES DE L'IPÉCACUANHA. — ÉTUDE CRITIQUE.

Avant tout, il est important, après avoir donné sommairement l'histoire botanique de l'ipéca, d'entrer plus avant dans l'analyse de cette plante, et de voir, au point de vue thérapeutique, quels sont, parmi les éléments qui entrent dans sa constitution, ceux qui jouissent de propriétés spéciales, ceux qui ne sont qu'accessoires. C'est donc par l'analyse chimique que nous allons commencer ce chapitre.

Pelletier, Magendie, depuis eux Jules Lefort, nous ont donné des analyses exactes de l'ipéca; nous les reproduirons tout à l'heure, en même temps que nous donnerons dans tous ses détails l'analyse des lavements mis en usage par M. le docteur Bourdon.

Mais, ce qui domine dans toutes ces analyses, c'est une étude exacte et un dosage précis du principe véritablement actif de l'ipécacuanha, l'*émétine*.

C'est surtout, en effet, de cette dernière substance que nous nous sommes servi dans nos expériences. Nous avons employé l'émétine blanche, c'est-à-dire la plus pure que l'on trouve dans le commerce et que nous avons achetée chez MM. Rousseau et Adrien. La seule solution que nous ayons mise en usage est une solution au 20e, préparée de la manière suivante :

Nous prenions : emétine 1 gr., sur laquelle nous versions

20 cent. cubes d'eau distillée ; immédiatement le liquide prenait une légère coloration jaunâtre ; mais la plus grande partie de l'alcaloïde restait au fond du vase sous forme de précipité ; on ajoutait alors au liquide 50 centig. d'acide citrique et, presque immédiatement on voyait le précipité disparaître et la liqueur devenir absolument transparente. Cette dissolution, essayée par le papier bleu de tournesol, donnait une réaction acide franche ; on ajoutait alors, goutte par goutte, de l'ammoniaque jusqu'à ce que la liqueur, tout en restant claire, devînt absolument neutre; outre cette formule, nous voyons encore que M. d'Ornellas employait une solution au 50e, préparée avec l'acide nitrique. Cette dernière formule nous ayant semblé beaucoup moins avantageuse que la précédente, nous ne l'avons pas mise en usage. En étendant d'eau la solution d'émétine, nous avons essayé tour à tour les réactions qu'elle donne avec les principaux réactifs employés pour déceler la présence des alcaloïdes.

1° Avec le réactif de Bouchardat (iodure de potassium ioduré), précipité abondant, couleur cannelle, analogue à celui que l'on obtient avec la quinine, la morphine, etc.

2° Avec le réactif de Valser (iodhydrargyrate de potasse), précipité blanchâtre analogue à celui que l'on obtient avec les autres alcaloïdes.

3° Réactif de Pander (acide sulfurique fumant, contenant de l'acide molybdique) ; nous avons cherché vainement à reproduire la couleur indiquée par l'auteur, c'est-à-dire une coloration rouge vif passant progressivement au vert ; nous n'avons rien vu de semblable se produire ; tout au plus, en ajoutant de l'alcool à la solution, avons-nous constaté une légère teinte verdâtre ; et encore cela n'a-t-il eu lieu que dans un seul cas.

Analyse de l'ipécacuanha. — L'ipéca contient de l'émétine, une cire végétale, la gomme, de l'amidon, du ligneux, de l'extractif, un acide particulier, l'acide ipécacuanhique. $C^{14} H^8 O^6$ (Willegth), une matière grasse d'un goût âcre et d'une odeur désagréable, qui est composée de deux principes, l'un gras et fixe, l'autre volatile, très-fugace. C'est ce principe gras, odorant, qui rend l'administration de l'ipéca difficile chez certaines personnes, les asthmatiques, par exemple. C'est encore lui qui, d'après plusieurs auteurs, produirait la nausée; pour notre compte, nous ne croyons pas qu'il en soit ainsi, et nous pensons que la nausée, tout comme le vomissement, est produite par l'action spécifique de l'émétine. Tels sont les éléments constatés dans l'ipéca par Pelletier, Magendie et Lefort; nous verrons plus tard que dans notre analyse on a trouvé autre chose.

L'émétine. — (C^0 30 $H^{22} Az O^4$), est une poudre blanchâtre légère d'une saveur amère, à réaction fortement alcaline, fondant à 70°, se colorant légèrement en brun au contact de l'air, insoluble dans l'eau froide, à moins qu'on ajoute un acide; soluble dans l'alcool concentré, dans le chloroforme, insoluble dans l'éther et dans les huiles grasses.

Mode d'extraction, procédé de Pelletier et de Magendie. — Le procédé de ces savants consistait à traiter une dissolution alcoolique d'ipéca par la magnésie, qui précipite l'émétine, puis par l'alcool, en filtrant à travers le charbon animal; se mettant ensuite à l'évaporation, ils obtenaient l'émétine sous forme d'une substance blanchâtre; réunissant toutes les propriétés vomitives de l'ipéca; ce procédé fut successivement modifié par Calland, Merck, Leprat, qui conseillent l'emploi de la potasse caustique et du chloroforme.

Procédé de Lefort. — On épuise par déplacement la poudre d'ipécacuanha, d'abord avec l'alcool; puis le liquide est concentré au bain-marie, jusqu'à consistance sirupeuse, puis on ajoute à 100 parties 2 parties de potasse caustique, dissoute dans un peu d'eau, et du chloroforme en volume à peu près égal à celui du mélange; au bout de quelques jours, on recueille le chloroforme qui a gagné la partie inférieure du vase, et on le remplace par une nouvelle grande quantité de véhicule jusqu'à épuisement complet du mélange.

Les solutions filtrées sont distillées au bain-marie ; elles laissent un résidu brun, formé d'émétine et d'une substance résineuse; on isole ces deux substances l'une de l'autre en traitant cette émétine impure et brune par un acide faible qui dissout seulement l'alcaloïde. La solution saline est alors précipitée par l'ammoniaque liquide, qui sépare l'émétine sous forme d'une grosse poudre grisâtre que l'on fait digérer dans l'éther sulfurique; ce liquide dissout un peu de matière résineuse et laisse comme produit de l'émétine aussi pure que possible, mais non cristallisée, car, jusqu'à ce jour, personne n'a, que je sache, obtenu d'émétine sous forme de cristaux. Elle est donc, comme beaucoup d'autres alcaloïdes, un produit encore impur et dont par suite il est presque impossible de préciser avec toute la netteté possible toutes les propriétés.

Analyse de M. Legrip. — Nous transcrivons ici textuellement la note qu'a bien voulu nous communiquer M. Legrip :

« 10 gr. de racine d'ipécacuanha concassé, traités par 500 gr. d'eau en trois ébullitions successives dans un tiers de la quantité d'eau à chaque fois et pendant dix minutes à chaque ébullition donnent 3 gr. de résidu solide.

« Les trois décoctions réunies furent évaporées à la chaleur du bain-marie jusqu'à consistance d'extrait. Ce dernier produit fut soumis, dans l'ordre successif que nous allons décrire, à des épreuves analytiques destinées à nous en révéler la composition et à nous faire apprécier notamment la quantité d'émétine et de tannin qu'il contient.

« Cet extrait à été traité par l'éther et le concours d'une faible chaleur ; la dissolution éthérée fut séparée du dépôt insoluble et mise en réserve.

« La portion d'extrait insoluble dans l'éther fut reprise par l'alcool à 96° et le secours d'une faible chaleur ; la dissolution alcoolique fut séparée des dépôts insolubles et mise en réserve.

La portion d'extrait insoluble dans l'alcool à 96° fut reprise à chaud par l'alcool à 56° ; la dissolution hydro-alcoolique fut séparée des dépôts insolubles et mise en réserve.

« Enfin la portion indissoute dans l'éther, l'alcool à 96° et l'alcool à 56° fut reprise et traitée à chaud par l'eau distillée. Cette dissolution aqueuse filtrée fut de nouveau évaporée au bain-marie ; l'extrait obtenu fut, comme le précédent, traité à chaud par l'éther et l'alcool. Les solutions résultant de ce dernier traitement furent réunies à celles primitivement obtenues. Enfin un dernier traitement par l'eau termina la série des opérations d'épuisement.

« La 2e dissolution aqueuse fut filtrée ; le produit de la filtration fut réuni au produit de la première, et le tout fut additionné d'une certaine quantité d'alcool ; il se produisit un précipité abondant, blanchâtre et grumeleux qui, séparé par filtration et étudié, fut reconnu être de la gomme. La liqueur filtrée fut évaporée au bain-marie ; l'extrait ainsi obtenu fut traité par l'éther qui n'en dissout pas trace, et repris par l'alcool à 56°, dans lequel il s'est dissous sans laisser le moindre résidu. Cette dissolution, après examen, fut reconnue être une dissolution d'émétine. Le dépôt resté sur le filtre pendant la filtration de chacune des dissolutions aqueuses résultant du traitement par l'eau de l'extrait des décoctions traitées successivement par l'éther et l'alcool fut soumis à l'action simultanée de l'eau et de la chaleur ; il s'en est dissous une petite partie, qui fut reconnue pour de l'amidon ; la partie indissoute fut également examinée et reconnue pour de la cellulose.

« Les dissolutions éthériques furent chauffées et distillées, après avoir été additionnées d'une petite quantité d'eau. La liqueur aqueuse obtenue par l'élimitation de l'éther fut reconnue être du tannin.

« Enfin les dissolutions alcooliques distillées, reprises par l'eau, évaporée de nouveau et reprises par l'alcool à 56°, nous ont donné la presque totalité de l'émétine constatée dans notre résultat.

« Les 3 gr. d'extrait obtenus dans trois décoctions successives d'ipécacuanha furent reconnus pour être constitués de la manière suivante :

Emétine........	0,58 grammes.
Tannin.........	0,09
Gomme. ..... / Cellulose..... / Amidon......	2,33
	3,00

Telles sont donc les connaissances que nous possédons sur l'ipéca au point de vue de sa composition. Mais, comme nous l'avons vu dans l'historique, la thérapeutique a devancé la chimie ; il est peu de substances qui aient été aussi employées que l'ipéca. Nous avions d'abord l'intention de borner notre travail à l'étude du mode d'action de cette substance dans les affections intestinales, mais nos expériences nous ont entraîné plus loin, et nous serons en quelque sorte obligé de parcourir à grands traits presque toute l'histoire de ce médicament dans ses deux principaux usages.

L'ipécacuanha a été employé surtout dans deux cas parfaitement distincts : comme vomitif d'une part, comme antidiarrhéique, d'autre part.

Comme vomitif, son action a donné lieu à des études très-complètes. Cependant, nous croyons, ainsi qu'on le verra dans notre troisième chapitre, avoir trouvé quelque chose de nouveau qui ne sera pas la partie la moins intéressante de notre travail, et sur laquelle nous nous verrons forcé d'insister assez longuement. En effet, l'étude de l'action de l'ipéca sur la muqueuse digestive nous a conduit tout naturellement à produire par nos injections sous-cutanées des effets vomitifs, et comme conséquence à étudier comment le vomissement se produisait dans ces cas. De plus, un étude attentive des circonstances au milieu desquelles se passait ce phénomène, nous a contraint à étudier l'action générale de l'émétine sur les différents appareils; ces points, nous avons essayé de les résoudre et par nos propres expériences, et par celles que nous avons faites avec M. Chouppe, ou recueillies dans les auteurs, notamment dans les deux mémoires de M. d'Ornellas.

C'est qu'en effet ces deux travaux, tout intéressants qu'ils soient, sont loin d'élucider la question pathologique et physiologique de l'émétine, et il ne sera pas sans intérêt de voir où l'auteur a trop généralisé, ou bien encore où il a été incomplet.

Le second emploi classique de l'émétine est une action bien démontrée sur les altérations chroniques ou aiguës de la muqueuse du tube intestinal. Tour à tour vantée, abandonnée comme un spécifique de la dysentérie ou considéré comme un médicament exclusivement évacuant, l'émétine, après les travaux d'Helvétius, avait été presque abandonnée.

« Al. Second et Delioux de Savignac la vantèrent de nouveau, tandis que Trousseau songeait le premier à utiliser son action anti-diarhéique pour soigner la diarrhée des jeunes enfants. Peu à peu, modifiant les formules, MM. Bourdon et Chouppe ont songé, en variant le mode d'administration, à supprimer les effets morbides produits par l'ingestion de l'ipéca par la voie gastrique. C'est dans ce but qu'ils ont remplacé la potion, dite brésilienne, par une décoction absolument analogue, administrée par le rectum. Nons reproduirons, dans le chapitre suivant, la plupart des observations recueillies à la Charité, et dans lesquelles l'ipéca a produit tantôt des phénomènes physiologiques analogues à ceux que nous avons observés chez les animaux ; tantôt, au contraire, où il a été supporté pendant un temps fort long sans fournir des phénomènes physiologiques appréciables.

En somme, l'ipéca agit donc dans toutes les diarrhées, et comme conséquence son action n'a rien de spécifique, comme le voulait Helvétius.

En effet, il nous paraît agir sur la dysentérie et sur les diarrhées par une action spéciale sur la muqueuse digestive. C'est ce que nous aurons à démontrer quand nous nous occuperons de la partie expérimentale de notre travail.

Quelles sont donc les diarrhées dans lesquelles l'ipéca donne de bons résultats? En premier lieu dans la diarrhée des jeunes enfants, ainsi que l'avait déjà démontré Trousseau, ainsi que le confirment encore les résultats si convaincants des six premières observations que nous citons dans notre deuxième chapitre. C'est, il faut l'avouer, à M. Bourdon que revient tout l'honneur d'avoir su, par une préparation aussi facile qu'avantageuse, éviter les accidents que l'on voit si fréquemment accompagner les troubles occasionnés dans l'estomac par l'ingestion d'un puissant vomitif. M. Bourdon a encore essayé l'ipéca dans la diarrhée chronique des tuberculeux et dans quelques autres formes de diarrhée cachectique. Nous reviendrons en détail dans le chapitre suivant sur les résultats qu'il a obtenus dans ces divers cas; disons seulement en passant qu'ils ont été pour la plupart heureux et que ce savant médecin a enrichi la thérapeutique d'un nouveau procédé aussi avantageux qu'inoffensif, même dans les cas où il ne réussit pas complètement.

Laissant donc de côté l'étude de ces points qui feront la base la plus solide de notre travail, nous allons passer en revue quelques autres usages de l'ipéca qui pour n'être ici qu'accessoires n'en offrent pas moins un véritable intérêt épisodique dans l'étude physiologique que nous entreprenous.

Dans l'état puerpéral, Trousseau, après Récamier, a vanté les avantages de la médication par l'ipéca; ils l'ont employée indifféremment dans tous les accidents d'origine puerpérale quelles que soient d'abord leur origine, leur nature; ils en étaient arrivés à dire que même dans les accidents les plus graves, si l'on n'obtenait pas une guérison complète, on avait au moins une amélioration considérable du sujet.

Doulcet (1) a obtenu de remarquables succès dans une épidémie de fièvre puerpérale qui régna dans son service (2). Depuis, cette médication a encore été employée avec avantage par Désormeaux dans une autre épidémie analogue (3).

Ces heureux résultats seraient obtenus, toutes les fois que l'on emploie l'ipéca, dès que les premiers phénomènes morbides se manifestent. Trousseau a-t-il raison? Nous n'avons pas évidemment une autorité suffisante pour soulever la moindre

(1) Hôtel-Dieu, 1782.

(2) Trousseau et Pidoux. Traité de thérap., t. I.

(3) Ancien journ. de méd., t. LVII, p. 448.

discussion à propos des résultats consignés par ces illustres maîtres ; mais, en présence de la gravité des épidémies de fièvre puerpérale, nous croyons pouvoir admettre que si ce médicament était véritablement un spécifique, il ne serait pas abandonné comme nous le voyons, et nous croyons, en somme, qu'il n'est pas aussi bon qu'on a voulu le prétendre. Qu'il puisse servir avantageusement à combattre certains symptômes, rien de plus rationnel ; par exemple, qu'il soit avantageux pour combattre l'embarras gastro-intestinal qui vient compliquer la maladie première, rien de plus facile à comprendre, et rien non plus de plus vrai ; peut-être nos études physiologiques nous permettront-elles d'aller plus loin ? Que, par son action sur la circulation générale et sur le cœur, il contribue à diminuer les congestions viscérales ; que produisant une révolution d'une intensité extrême sur la muqueuse du tube digestif, il diminue la phlegmasie du péritoine, c'est là une vue théorique que nous ne serions pas loin d'admettre, et qui nous rendrait compte de l'erreur commise par des hommes de premier ordre. Mais quant à l'épidémie de fièvre puerpérale observée par Doulcet, nous refusons absolument à voir dans ces circonstances une action spécifique de l'ipéca, puisque nous trouvons, dans la description même de l'auteur, la raison d'être des succès obtenus par lui. Si l'on se reporte en effet à l'étude des cas particuliers qu'il raconte, l'on constate aisément que presque toutes ses malades présentaient un état gastro-intestinal des plus prononcés, ce qui donne une raison suffisante de l'action avantageuse d'une médication vomitive. On sait de plus qu'administrée à petites doses répétées, la poudre d'ipéca provoque des sueurs, et que celles-ci sont d'un grand avantage pour favoriser les crises heureuses que l'on voit, dans quelques circonstances, mettre un terme à un état jusque-là considéré comme très-grave ; l'on voit donc encore qu'ici, comme dans les diarrhées, l'ipéca a une action symptomatique, mais nullement spécifique ; il agit comme tout autre médicament, doué de propriétés à peu près analogues.

L'on a encore vanté l'influence heureuse de l'ipéca dans un grand nombre d'affections thoraciques, et ici encore, la physiologie expérimentale viendra éclairer d'un jour tout nouveau des faits, croyons-nous, souvent mal interprétés. Passons donc encore sommairement en revue les principales affections thoraciques où il a été vanté et les théories auxquelles il a donné naissance. On l'a vanté tour à tour comme vomitif, et c'est en cette qualité qu'il possède au suprême degré que nous le prescrivons encore chaque jour dans les bronchites, et surtout dans celles des enfants. Comme expectorant, ses propriétés sont moins bien établies, car il agit encore probablement, dans ces circonstances, comme vomitif incomplet, c'est-à-dire en provoquant les contractions des muscles expirateurs, et comme conséquence, l'expulsion des mucosités accumulées dans les canaux bronchiques.

Je sais bien que plusieurs auteurs, et entre autres M. Rabuteau (1), ont prétendu que l'émétine s'éliminant par la muqueuse des bronches pouvait provoquer dans ces organes une hypersécrétion qui facilitait la guérison de l'inflammation morbide primitive. Que croire de ces théories? Nous verrons dans notre chapitre expérimental, que rien ne nous autorise à admettre que telle est l'expression de la vérité. Chez les chiens que nous avons empoisonnés avec cet alcaloïde, nous n'avons jusqu'ici rien remarqué du côté de la muqueuse bronchique, et nous croyons qu'ici, comme dans beaucoup de cas du reste, M. Rabuteau a pris des vues purement théoriques pour l'expression de la vérité.

(1) Traité élém. de thérap., 1872.

Mais alors, nous dira-t-on, comment agit l'ipeca dans la coqueluche, dans les toux nerveuses, qui ne s'accompagnent d'aucune expectoration ? La réponse est facile ; l'ipéca est un grand perturbateur du système nerveux, un puissant modificateur de la circulation, et l'on comprend dès lors qu'il agisse sur ces affections nerveuses, car la belladone, qui modère au contraire les sécrétions, a, une action favorable, et le chloral qui n'a aucun effet sur les sécrétions, produit également des résultats avantageux. C'est donc comme sédatif du système nerveux, comme modérateur de la circulation, que nous croyons qu'agit l'ipéca à hautes doses, de même qu'à faibles doses il agit comme vomitif et comme perturbateur.

Pour que l'on ne nous accuse pas de laisser de côté un des usages les plus vantés de l'ipéca, nous reviendrons ici, en quelques mots, sur son action dans les fièvres intermittentes que nous n'avons pu qu'indiquer dans l'historique. Nous disions alors, en passant, qu'il fallait peut-être attribuer les heureux résultats observés par les médecins italiens à ce fait que, par l'ipéca, l'on fait cesser tous les phénomènes d'embarras gastrique qui accompagnent l'état fébrile, et que, par conséquent, l'on met les malades dans de meilleures conditions, pour éliminer le miasme paludéen ; mais de l'étude expérimentale aussi bien que de quelques faits cliniques que nous rappellerons plus tard, en nous occupant des sueurs, il semble résulter que l'ipéca jouit d'une véritable propriété antifébrile ; rien donc d'impossible, étant admises ces données à croire qu'il peut également agir comme fébrifuge dans les accès intermittents, en abaissant d'une part la température, et d'autre part en ralentissant les mouvements du cœur et en modérant la circulation.

Je serais d'autant plus porté à admettre cette dernière hypothèse que plusieurs auteurs ont considéré l'embarras gastrique comme dépendant de l'état fébrile, opinion à l'appui de laquelle il cite la disparition des phénomènes gastriques, à la suite de l'administration d'un fébrifuge, le sulfate de quinine, par exemple. Les mêmes auteurs disent que l'amélioration que l'on observe à la suite de l'administration de l'ipéca est absolument analogue. C'est là un point qui mériterait une nouvelle recherche, mais que nous avons au moins voulu indiquer.

L'on a fréquemment employé l'ipécacuanha pour combattre les hémorrhagies, et notamment l'hémoptysie. Pourrons-nous trouver dans nos expériences des raisons capables d'expliquer cet effet? Nous croyons qu'il en existe de deux sortes : 1° Il résulte des expériences de M. Pécholier, qu'à la suite des empoisonnements par l'ipéca ou par l'émétine les poumons des animaux sont exsangues; il y a donc là évidemment, une diminution de tension dans le système circulatoire pulmonaire, et, comme les hémoptysies ont le plus souvent lieu par les artères, il est permis d'admettre que le sang coule moins librement à la suite de l'administration de ce médicament. Nous avons démontré du reste expérimentalement (pl. I, fig. 2 et 3), qu'il y a diminution de tension dans le système artériel général, et comme conséquence, il peut produire un arrêt des hémorrhagies par quelque voie qu'elles se fassent. 2° L'action révulsive, si considérable sur la muqueuse intestinale, doit peut-être aussi être prise en sérieuse considération.

Barbeyrac, Gianella, et surtout Dalbergi, vantent l'efficacité de l'ipéca pour combattre la ménorrhagie et le flux exagérée des hémorrhoïdes. Dans ce dernier cas, en présence des effets que nous avons constatés sur la muqueuse intestinale, nous n'admettrons que sous réserve l'opinion de ces auteurs.

Pour ce qui est de l'action sudorifique de l'ipécacuanha, nous admettrons qu'elle est produite par les nausées que provoquent les petites doses du médicament, car nous verrons, dans notre deuxième chapitre, que lorsqu'il est donné à hautes doses, il arrête plutôt les sueurs.

Giacomini et l'école italienne ont vanté les propriétés contro-stimulantes de l'ipécacuanha (1). Ceci se comprend très-bien quand l'on a pu, comme nous l'avons fait, constater l'action dépressive du médicament sur le pouls et la respiration; c'est ainsi qu'on peut également expliquer les propriétés antiphlogistiques que d'autres auteurs lui ont attribuées (2).

M. Pécholier (3) et Broussonnet (4), prétendent que l'émétine jouit de propriétés contro-stimulantes ; c'est ce que nous avons déjà dit, et nous admettrons très-bien, comme eux, qu'elle peut diminuer l'intensité de la fièvre dans les pyrexies, sans avoir recours à l'explication qu'ils ont donnée, c'est-à-dire à l'action sudorifique de l'ipéca.

Nous avons donné de longs développements à ce chapitre; mais, avant d'entrer dans l'étude de l'action d'un médicament aussi répandu, nous avons cru nécessaire, ne voulant pour notre compte étudier qu'un seul point, de montrer que tous les effets thérapeutiques pouvaient s'expliquer de la même manière, qu'aucun d'eux ne contredisait les autres, et que, par conséquent, la voie restait ouverte à l'expérimentation.

Un autre fait sur lequel nous devons insister avant de terminer, c'est la différence qui existe entre les résultats de l'analyse chimique que M. Legrip a bien voulu faire pour nous, et celle des autres auteurs. Dans la décoction de racine d'ipéca, M. Legrip a trouvé du tannin, il a même pu le doser.

Nous ne voyons pas cette substance signalée dans les ana-

(1) Maf. méd. trad. par Rognetta. Paris, 1839, p. 293.
(2) Higginbottom, 1814.
(3) Montpellier médical, 1862.
(4) Montpellier médical, 1850, p. 66.

lyses de Pelletier et Lefort ; cependant elle existe bien évidemment, car il suffit de prendre un peu du liquide provenant de la décoction de la racine d'ipéca, et d'y verser quelques gouttes de perchlorure de fer pour voir immédiatement se produire le précipité caractéristique. Nous croyons donc que Pelletier et Lefort ont négligé de parler de cette substance, parce qu'ils s'occupaient surtout de l'émétine, et que telle est la véritable cause de la différence entre les diverses analyses.

CHAPITRE II

ÉTUDE CLINIQUE SUR L'ACTION DE L'IPÉCACUANHA DANS DIVERSES FORMES DE DIARRHÉES, ET DANS LES SUEURS DES PHTHISIQUES.

Dans notre précédent chapitre, nous nous sommes efforcé, autant que possible, de grouper les différents usages de l'ipéca et de faire voir que les effets que l'on attend de ce médicament sont toujours ou presque toujours en accord parfait avec l'action physiologique de son alcaloïde ; nous allons maintenant, tirer des déductions pratiques de ces données et faire voir que, dans la diarrhée, que nous prendrons surtout comme objectif, l'action avantageuse de l'ipéca est parfaitement d'accord avec les conclusions que nous pourrons tirer de nos expériences.

1° *De l'action de l'ipéca dans les diarrhées.*

L'ipéca a été jusqu'à ce jour employé dans trois formes différentes de diarrhées : A. dysentérie (1), B. choléra infantile, C. diarrhée des tuberculeux.

Nous reproduirons les observations qui sont entre nos mains ; la plupart d'entre elles sont empruntées au mémoire de M. Chouppe (2). Toutes celles qui ne seront pas puisées à cette source, nous aurons soin de l'indiquer, soit par la mention

(1) Dans la dysentérie nous voulons seulement nous occuper du symptôme diarrhée sans faire aucune allusion à la nature de la maladie.

(2) *Prog. méd.*, 1873-74.

inédite, soit en indiquant le nom des auteurs qui ont bien voulu nous les fournir.

A. *Dysentérie.* — Depuis Helvétius, et surtout depuis les recherches de Segond et de Delioux de Savignac, l'ipéca a été considéré comme le meilleur moyen de combattre cette affection ; les résultats ont été on ne peut plus satisfaisants. M. Bourdon fut un des premiers qui songèrent à remplacer la potion brésilienne par la décoction administrée en lavements.

Nous allons d'abord montrer, d'une manière aussi précise que possible, les indications et les contre-indications de ce médicament, après avoir toutefois précisé le mode de préparation du lavement employé par M. Bourdon.

Prenez racine d'ipéca concassée, 10 grammes, faites bouillir successivement trois fois ; à chaque fois dans 150 grammes de liquide ; l'opération doit être continuée pendant dix minutes à chaque ébullition, puis l'on mêle les produits des trois décoctions que l'on fait évaporer au bain-marie ; quand le résidu est réduit à 120 grammes, l'on divise ce produit en deux lavements, et l'on doit administrer le matin et le soir, en recommandant au malade de les garder le plus longtemps possible.

Pour les enfants, les préparations sont absolument les mêmes, et la seule différence consiste en ceci, que la dose d'ipéca à employer est moitié moindre.

L'ipéca est un de ces médicaments dont l'étude physiologique seule suffirait pour rendre compte des phénomènes que l'on observe ; c'est ce que nous espérons démontrer dans ce chapitre et dans le suivant.

Nous avons eu l'occasion d'observer à Paris un cas de dysentérie aiguë et plusieurs cas de dysentérie chronique ; dans le premier, la guérison s'est produite avec une rapidité extrême ;

médicament n'en a pas moins été salutaire. La potion brésilienne employée autrefois a été avantageusement remplacée par les lavements.

Quant à la potion brésilienne, voici l'exposition de son mode exact de préparation.

L'on prend racine d'ipéca concassé, 10 gr., que l'on fait bouillir dans 200 gr. d'eau jusqu'à réduction à 100 gr. et que l'on sucre alors avec le sirop de coing.

Observation I (inédite). — Une nommée L. M..., âgée de 30 ans, couturière, entre le 19 septembre 1873, à l'hôpital de la Charité, salle Sainte-Julie, lit n. 5. Cette femme robuste a été surprise au milieu d'une parfaite santé il y a dix jours des phénomènes morbides qui l'amènent aujourd'hui à l'hôpital; les premiers symptômes furent une diarrhée fréquente, abondante et mêlée de mucus et de sang et d'un ténesme rectal des plus prononcés. Elle avait chaque jour plus de dix selles liquides.

Du 19 septembre, jour de son entrée, jusqu'au 23, on essaya en vain l'opium, le tannin, les lavements laudanisés, mais le 23 septembre, trouvant la malade très-affaiblie, l'on supprime tous ces traitements que l'on remplace par des lavements d'ipéca à la dose de deux par jour; le 30 septembre, la malade n'a plus chaque jour qu'une seule garde-robe, et le 2 octobre elle quitte l'hôpital complètement guérie. Cette observation est bien un type de dysentérie aiguë guérie avec une rapidité extrême par l'emploi d'ipéca à haute dose et en lavements.

Les trois observations que nous allons maintenant rapporter ont trait à de la dysentérie chronique.

Obs. II (inédite). — Homme de 30 ans, entré le 8 octobre 1873, salle Saint-Louis, lit 2, à l'hôpital de la Charité, pour une diarrhée datant de 18 mois, qui l'a affaibli d'une manière notable et sous l'influence de laquelle il a considérablement maigri. L'examen de la poitrine ne révèle aucune lésion. Ce malade a douze selles par jour, ressemblant à de la lavure de chair; le 10 octobre on commence les lavements d'ipéca; ce traitement est continué jusqu'au 30. A cette date le malade n'a plus que deux selles, l'état général est bien meilleur, il sort de l'hôpital.

Obs. III (inédite).— Madame X..., âgée de 35 ans, a eu une violente dysentérie pendant le siége de Paris ; depuis cette époque elle n'a jamais cessé d'avoir des selles sanguinolentes ; actuellement, 14 juillet 1874, elle est extrêmement affaiblie ; obligée de garder le lit, elle ne peut plus se livrer à ses occupations; l'appétit est nul; depuis trois ans elle a essayé pour combattre son affection les traitements les plus variés sans obtenir aucun résultat ; le 14 juillet, on lui prescrit deux lavement d'ipéca; le 16, la malade a bien gardé ses lavements ; elle n'a plus que trois ou quatre selles dans les 24 heures au lieu de douze ou quinze et de plus elles contiennent moins de sang.

Obs. IV (inédite). — Il s'agit d'un jeune homme dont les antécédents pathologiques offrent au point de vue qui nous occupe un véritable intérêt. Etant marin, il fut pris au Sénégal d'une véritable dysentérie aiguë qui d'après ce qu'il raconte serait accompagnée de complications du côté du foie. Quoi qu'il en soit, il fut traité à cette époque par la méthode brésilienne et ce traitement fut suivi d'une guérison rapide. Il obtint alors un congé de convalescence et revint à Toulon vers le mois de juillet 1872. A son arrivée dans ce port, il fut repris d'une nouvelle attaque de dysentérie avec douze ou quinze selles dans les 24 heures et ténesme rectal très-prononcé. Cette nouvelle attaque survenue sans fièvre révèle dès le début un caractère chronique. Soumis dès le début au traitement brésilien, il n'en éprouva aucune amélioration et depuis cette époque les choses sont restées à peu près dans le même état; du reste, c'est là un point sur lequel le malade insiste, il fut obligé de suspendre la décoction d'ipéca immédiatement, parce qu'elle provoquait des vomissements abondants qui le fatiguaient beaucoup.

Depuis son retour à Paris, ce malade fut soumis à différents traitements et fut soigné particulièrement à l'hôpital de la Charité, dans le service de M. le Dr Bernutz.

Le 5 octobre, il entre dans le service de M. le Dr Bourdon, toujours dans le même état, c'est-à-dire avec douze ou quinze selles dans les 24 heures, un amaigrissement considérable et un état cachectique très-prononcé. Dès le jour de son entrée, M. Bourdon lui prescrit deux lavements d'ipéca.

7 octobre. Après le premier lavement que le malade a gardé environ 10 minutes, il a eu des nausées, un malaise général, mais pas de vomisse-

ments ; le soir, le second lavement est gardé environ un quart d'heure; il éprouve encore de grands malaises, mais toujours sans vomissement. Dans la nuit qui suit, il ne va que trois fois à la garde-robe, tandis que les nuits précédentes il y allait au moins huit ou dix fois; on diminue la dose d'ipéca et l'on prescrit deux demi-lavements.

Le 8, le malade a eu vingt et une selles depuis hier; on donne deux lavements entiers; le 9, quinze selles, même traitement; le 10, le 11, même état et même traitement; ce dernier jour, voyant que l'on n'obtient aucune amélioration, l'on cesse les lavements d'ipéca.

A partir de cette date jusqu'à la sortie du malade qui eu lieu au mois de février 1874, ce malade a été soumis au traitement le plus varié, au régime le plus sévère, sans que l'on ait vu se produire dans son état aucune amélioration, et à sa sortie de l'hôpital il est encore plus affaibli et plus cachectique que lors de son entrée.

Les quatre observations que nous venons de rapporter n'ont pas la prétention d'établir des faits nouveaux; cependant nous n'avons pas cru inutile de les reproduire, parce qu'elles nous indiquent d'une manière manifeste que chez des sujets qui portent manifestement des altérations organiques du tube intestinal, l'on peut, par les lavements d'ipéca, produire une guérison franche et définitive. Si nous avons publié l'observation 4, où il y a eu un insuccès, c'est surtout pour faire voir, d'une part, que chez certains malades profondément cachectisés, ce traitement, bon le plus souvent, échoue dans certains cas; c'est aussi dans le but de montrer que ces lavements peuvent être tolérés dans certaines circonstances où la potion brésilienne avait échoué parce qu'elle provoquait des vomissements.

Je sais bien qu'après l'administration du premier lavement, nous avons observé chez notre malade des nausées et un malaise général, qui nous prouvent que, dans certaines circonstances, les lavements peuvent fort bien produire des phénomènes comparables à ceux que l'on obtient avec la potion;

ces effets, nous les avons obsérvés ici d'une manière exceptionnelle; comment pouvons-nous nous les expliquer et à quoi faut-il les attribuer? Voici comment pour notre compte nous les comprenons; ce malade atteint depuis si longtemps, devait avoir dans l'instestin des lésions profondes et très-probablement de vastes ulcérations avec lesquelles l'ipéca mis en contact devait être absorbé d'une manière très-rapide; cette donnée étant admise, une dose assez forte d'émétine devait être éliminée à la fois par la muqueuse gastrique, et si la théorie de M. d'Ornellas est vraie, comme nous le croyons, cette émétine éliminée, insuffisante pour produire le vomissement, pouvait au moins provoquer la nausée. On conçoit donc dès lors que dans les cas où il existe de vastes lésions intestinales, l'on puisse redouter des accidents d'intoxication aiguë qui nous forceront à interrompre un traitement du reste favorable.

Mais, comme nous le verrons plus tard, il est très-possible que les doses d'ipéca employées dans nos observations aient été plus que suffisantes pour produire l'effet désiré, et, en présence de cas analogues à celui que nous venons de rapporter, il nous semblerait préférable, non pas de suspendre complètement les lavements, mais bien plutôt de diminuer les doses et de les éloigner. Telles sont les courtes réflexions que nous ont suggérées les quatre faits cliniques précédents; elles sont surtout basées sur une observation attentive et sur les résultats de nos expériences; c'est pourquoi nous n'avons pas hésité à les intercaler ici.

B. *Diarrhée cholériforme des jeunes enfants.* — Trousseau, comme nous l'avons déjà fait remarquer, a le premier employé l'ipéca pour combattre le choléra infantile; mais il se servait surtout de la potion brésilienne, ce qui provoquait des vomissements fréquents et nécessitait, pour des raisons analogues à celles que nous avons déjà mentionnées plus haut, la cessation du traitement. Dès lors il était important de trouver un moyen d'administrer sans danger un médicament qui, entre les mains de ce maître, avait donné de bons résultats.

C'est cette lacune qui nous semble avoir été comblée par M. Bourdon, quand il eut pour la première fois, au mois d'août 1873, l'idée d'employer les lavements d'ipéca pour combattre le choléra infantile.

Est-ce dans toutes les diarrhées qui affectent les enfants du premier âge que l'ipéca peut être employé avec avantage? Nous ne le croyons pas, car ces enfants sont sujets à deux formes de diarrhées parfaitement distinctes; en premier lieu le choléra infantile, qu'il est souvent presque impossible de distinguer du véritable choléra asiatique, et, en second lieu, la diarrhée de l'atrépsie qui en est complètement distincte, et contre laquelle, croyons-nous, l'ipéca échouerait de la manière la plus évidente. Quoi qu'il en soit de ces deux formes de diarrhée, c'est jusqu'ici exclusivement dans le choléra infantile que l'ipéca a été administré, et du reste, comme l'a si bien fait voir M. Parrot dans les leçons qu'il vient de faire à l'hospice des Enfants-Assistés, c'est au régime et au régime seul qu'il faut s'adresser si l'on veut, avec quelque espoir de succès, combattre la diarrhée de l'atrepsie.

Nous rapportons ici six observations de choléra infantile, traité par les lavements d'ipéca; les cinq premières sont empruntées au mémoire de M. Chouppe; la sixième nous a été communiquée par M. le docteur Huchard.

Obs. V. — Enfant de dix mois, sevré prématurément, a eu au mois de juin une diarrhée qui l'a beaucoup fatigué; entré le 20 juillet à l'hôpital, encore faible, avec sa mère très-affaiblie; c'est même pour se soigner elle-même qu'elle vient. Le 29 juillet, l'enfant est pris de diarrhée abondante avec vomissements, l'on prescrit la potion : laudanum, bismuth et des lavements amidonnés.

30. La diarrhée et les vomissements continuent; même traitement.

31. Mêmes symptômes, potion ipéca.

1er août. Vomissements très-abondants sous l'influence de la potion, la diarrhée semble avoir un peu diminué; deux lavements ipéca.

2. Toujours quelques vomissements; la diarrhée qui, jusqu'à ce jour avait été séreuse, devient un peu plus épaisse; les selles sont moins fréquentes. — Même traitement.

3. L'enfant n'a pas vomi; il n'a eu que deux selles depuis hier; même traitement.

4. L'enfant n'a plus de diarrhée; il boit bien et est gai, on continue les lavements d'ipéca pendant trois jours encore; l'enfant ne vomit pas, sort en très-bon état le 12 août 1873.

Obs. VI. Enfant de 17 mois, un peu rachitique, entré le 15 juillet 187... salle Sainte-Julie. Le 2 août, vomissements abondants, diarrhée séreuse, extrémités froides. Potion ipéca ; le soir, l'enfant vomit beaucoup, puis il est extrêmement affaibli. Lavement ipéca.

4 août. Un peu d'amélioration ; deux lavements ipéca.

5. La diarrhée a cessé, mais l'enfant vomit toujours. On cesse les lavements.

6. La diarrhée a reparu, les vomissements sont toujours aussi fréquents; deux lavements ipéca.

7. Amélioration notable; l'enfant vomit beaucoup moins, la diarrhée a beaucoup diminué. Le traitement est continué jusqu'au 25 août. Les vomissements n'ont pas reparu ; l'état général est excellent.

Obs. VII. — Enfant de 10 mois sevré à 3 mois, sa mère étant devenue grosse; d'une constitution faible, et nourri de soupe et de bouillie.

Cet enfant fut pris au commencement du mois de septembre d'une diarrhée abondante contre laquelle on se contenta de lui donner un peu de sous-nitrate de bismuth sans surveiller l'alimentation. Pendant les premiers jours, son état général ne souffrit pas beaucoup, il était gai et souriait. Dans la soirée du 12 septembre, il fut pris tout à coup de phénomènes graves, la voix s'éteignit, la diarrhée devint beaucoup plus fréquente, il eut des selles riziformes et en même temps il commença à vomir. Quand je fus appelé auprès de lui, vers 5 heures du soir, il était froid, languissant, les urines avaient disparu ; je prescrivis pour la nuit deux lavements d'ipéca.

13 septembre. La diarrhée a diminué, l'enfant s'est réchauffé facilement, il ne vomit plus et a même pu prendre deux fois le biberon sans vomir; même traitement.

Le soir, l'enfant, se trouvant tout à fait bien, l'on commet l'imprudence de lui donner une soupe; bientôt les vomissements reparaissent. La diarrhée revient ainsi que l'algidité.

Le 14, au matin, l'enfant est à l'agonie, il éprouve des crampes extrêmement douloureuses et meurt dans la journée.

Obs. VIII. — Enfant de 15 mois, entré salle Sainte-Julie, avec sa mère malade. Au moment de son entrée, il était en bonne santé.

14 septembre. L'enfant n'a plus d'appétit; il vomit, a une diarrhée abondante. — 2 lavements ipéca.

15. L'enfant va mieux, il tette bien, la diarrhée a disparu presque complètement; il n'a pas vomi. — Même traitement.

16. Diarrhée disparue, état général très-bon. — Même traitement.

17. On supprime l'ipéca.

18. L'enfant sort de l'hôpital; il est tout à fait guéri.

Obs. IX. Enfant de 17 mois, nourri jusqu'à l'âge d'un an par sa mère, d'une excellente constitution et d'une bonne santé. Il entre salle Sainte-Julie, lit 1 bis, le 5 octobre 1873. Jusqu'à il y a huit jours, il n'était pas sujet à la diarrhée, mais depuis cette époque, il a chaque jour 8 à 10 selles liquides et vomit à plusieurs reprises dans la journée. Depuis le même temps, il a beaucoup maigri ; il est triste, abattu, sans appétit. — On lui donne 2 lavements d'ipéca.

6 octobre. Un peu d'amélioration; ces vomissements ont diminué, cependant les lavements ont été mal gardés, dix à quinze minutes au plus. — Même traitement.

7. L'enfant n'a plus vomi; moins de diarrhée, mais le second lavement n'a pas été gardé; on a ajouté à chaque lavement laudanum de Sydenham, 2 gouttes.

8, 9, 10 et 11. Les lavements sont bien gardés, l'enfant va bien, il est gai, 1 ou 2 selles seulement, dans les vingt-quatre heures, et à peine liquides; on supprime l'ipéca.

26. La guérison s'est maintenue.

Obs. X. — (Communiquée par M. le Dr Huchard). Le 25 juin 1874, je fus appelé auprès d'un enfant âgé de 4 mois, élevé au sein et malade depuis deux jours; il était atteint d'une diarrhée abondante, liquide, et se répétant dans la journée un nombre très-considérable de fois; l'enfant vomit fréquemment.

Au moment où je l'examinais, le pouls est à peine perceptible, les yeux un peu excavés; la mère m'affirme spontanément que son enfant a très-notablement maigri depuis le commencement de son affection; la chaleur du corps est normale; cependant on remarque que les extrémités sont un peu froides, il en est de même du nez.

Le ventre a son volume normal; en présence de ces accidents, je prescris 1 gr. de sous-nitrate de bismuth, mêlé avec 1 gr. de phosphate de chaux, de l'eau albumineuse et 1 bain légèrement sinapisé (30 gr. de farine de moutarde pour 1 bain).

Le lendemain, on me rappelle en toute hâte, l'enfant ne va pas mieux, les vomissements et la diarrhée persistent; il pousse à chaque instant le petit cri plaintif; le ventre est un peu excavé, légèrement douloureux; je prescris alors 1 lavement de 4 gr. d'ipéca, à répéter le soir si l'enfant ne va pas mieux, préparé selon la formule de M. Chouppe.

27 juin. Je revois l'enfant; il va aussi bien que possible, la diarrhée existe bien encore un peu il est vrai, mais elle est beaucoup moins abondante; les vomissements ont disparu; je fais continuer le même traitement.

29. L'enfant est complètement guéri: ni diarrhée, ni vomissement.

Dans les six cas que nous venons de rapporter, l'ipéca nous a fourni des résultats on ne peut plus satisfaisants, car nous constatons cinq cas de guérison, et cela, dans des conditions où souvent le résultat nous semblait de prime abord extrêmement redoutable; en effet, chez le malade de M. Huchard, les extrémités étaient froides, et un traitement institué avant l'ipéca n'avait fourni aucun résultat favorable. Au contraire, dès que l'ipéca fut administré, l'on constata une amélioration subite, qui se traduisit par la diminution des garde-robes, effet qui avait déjà été signalé par M. Chouppe, par la cessation du vomissement.

Dans une seule de nos observations, nous voyons la mort survenir, et encore pourrons-nous peut-être trouver une explication rationnelle qui nous permettra d'attribuer à une cause intercurrente cette terminaison fâcheuse. Si l'on veut bien considérer, en effet, qu'au moment où le traitement a été commencé l'enfant était arrivé à la période algide d'un choléra bien confirmé, l'on reconnaîtra que, si l'alimentation avait été bien dirigée, l'enfant eût peut-être guéri, puisqu'après les premiers soins il s'était manifesté une amélioration très-notable.

Une des plus grandes difficultés que l'on éprouve dans l'administration de l'ipéca en lavements chez les enfants à la mamelle est certainement de faire garder ces lavements ; dans plusieurs cas, en présence de cette intolérance, l'on se trouve dans l'obligation de faire cesser un traitement sur lequel on comptait.

Si l'enfant ne vomit pas, on peut avoir recours à la potion brésilienne ; mais ce sont là des cas tout à fait exceptionnels et sur lesquels il ne faut guère compter, car il arrive souvent qu'alors que les vomissements ont cessé ou bien encore qu'ils n'ont jamais existé, les premières cuillerées de potion suffisent pour réveiller cette facilité à vomir qui est presque toujours si grande dans le premier âge.

Nous croyons qu'en présence de tels accidents qui peuvent en résulter, il est prudent de n'avoir recours à la potion que dans des cas rares et bien déterminés ; d'un autre côté, dans la plupart des cas, l'on peut ajouter sans inconvénient aux lavements d'ipéca quelques gouttes de laudanum de Sydenham, qui deviendront un adjuvant utile. Il est certain que les doses d'opium doivent être faibles ; on peut toujours cependant sans danger additionner chaque lavement d'une ou deux gouttes de laudanum.

Voici comment conclut M. Chouppe :

« La seule donnée que je veuille déduire est la suivante : Jamais, à moins de cas désespérés ou de sujets trop affaiblis, l'ipéca ne me semble contre-indiqué, puisque jamais je ne l'ai vu à aucun moment produire l'affaiblissement du malade ; je n'entrerai ici dans aucune autre considération ; je voulais seulement indiquer cette tolérance, car elle est propre à encourager les essais dans ce sens » (1).

C. *Diarrhée des tuberculeux.* — Les phthisiques, à diverses périodes de leur affection, sont sujets à la diarrhée. Cette complication qui, dans quelques cas, est un des premiers accidents, est toujours grave en ce sens qu'elle devient une nouvelle cause d'épuisement qui, dans beaucoup de cas, hâte la terminaison fatale. D'après les auteurs, il existerait chez les tuberculeux deux variétés de diarrhées : 1° l'une, pour moi de beaucoup la plus fréquente, produite par des altérations organiques de la muqueuse ; 2° l'autre, due à des troubles de la digestion produits par l'absorption des détritus tuberculo-caséeux d'une part, ou encore tout simplement par les troubles gastriques que l'on observe souvent à la première période de la tuberculisation pulmonaire.

Il est le plus souvent impossible de savoir à laquelle de ces deux formes l'on a affaire, et dans beaucoup de cas l'on ne peut que se livrer à des hypothèses. Mais elles ont ceci de commun, que, dans la plupart des cas, la diarrhée est rebelle aux moyens thérapeutiques que l'on emploie pour la combattre.

En présence des résultats obtenus par l'administration de

(1) Prog. méd., 1873.

l'ipéca dans les diarrhées chroniques, M. Bourdon a eu l'idée d'employer ce médicament dans la diarrhée des tuberculeux; les résultats ont dépassé ses espérances puisque dans presque tous les cas il a vu une guérison plus ou moins rapide et prolongée, et dont le résultat a été une amélioration momentanée dans l'état des malades.

Je vais reproduire ici plusieurs observations tirées du mémoire de M. Chouppe, et je les ferai suivre d'une courte analyse de la discussion soulevée à ce sujet au mois de mars dernier à la Société de thérapeutique. Si je ne publie pas toutes les observations, c'est que je veux éviter des redites inutiles et fastidieuses.

Obs. XI. — Phthisie au troisième degré avec vastes cavernes aux deux sommets; début datant de trois ans; la maladie aurait commencé à la suite des privations et des fatigues éprouvées pendant le siége de Paris. Marche beaucoup plus rapide depuis le mois de février 1873. Jusqu'à ces derniers temps (il y a dix jours), le malade n'aurait jamais été atteint de diarrhée. Depuis cette date, il a une diarrhée abondante : 15 ou 20 selles dans les vingt-quatre heures; ses garde-robes n'offrent rien de spéciale, si ce n'est qu'elles sont très-liquides et d'une odeur nauséabonde. Le malade n'a jamais rendu de sang par les garde-robes.

11 septembre. Opium, 0 gr. 5 cent. et 1 quart lavement laudanisé.

13. L'état de la diarrhée est restée le même; on supprime l'opium et l'on prescrit 2 lavements d'ipéca.

14. La diarrhée est un peu moins liquide; le malade a cependant eu 4 selles avant la visite.

15. Le malade a été 10 fois à la garde-robe depuis la visite du 14; il avait cependant pris 2 lavements d'ipéca. On continue le même traitement.

16. 6 selles. Même traitement.

17. Le malade n'a eu, depuis la veille, que 2 selles liquides. L'état général semble meilleur; l'appétit, qui était tout à fait nul dans ces derniers jours, est un peu revenu. Le malade demande à manger, on lui accorde 2 portions, tout en continuant le même traitement.

18. Le malade a mangé avec appétit, il n'a eu ni nausée, ni vomisse-

ment; du reste cet accident ne lui est arrivé à aucun moment du traitement; une seule selle depuis hier, et encore elle n'était pas liquide. On supprime les lavements d'ipéca.

17 octobre. Le malade meurt, par suite des progrès de l'affection pulmonaire; la diarrhée n'a pas reparu depuis la dernière note. — Opposition à l'autopsie.

Obs. XII. — L... (Marie), âgée de 28 ans, entre le 15 octobre 1872, salle Sainte-Basile, lit n° 12. Elle est atteinte d'une phthisie pulmonaire depuis un an; cette affection s'est manifestée à la suite d'une couche. Elle est actuellement arrivée à la période la plus avancée et la plus cachectique de sa maladie; il existe de vastes cavernes dans les deux sommets. Au moment de son entrée à l'hôpital, la malade n'avait pas encore eu de diarrhée; le lendemain de son entrée, la diarrhée commence, en même temps qu'elle éprouve des coliques assez violentes. De cette époque, l'on emploie sans succès contre la diarrhée : l'opium, le bismuth, les lavements laudanisés.

26. Ces différents traitements sont définitivement abandonnés, et l'on commence le traitement par l'ipéca. Les deux premiers jours, il y eut une amélioration très-manifeste; les garde-robes, qui étaient précédemment au nombre de 10 à 12 par jour, tombèrent à 4 ou 5, et surtout elles furent moins abondantes et moins liquides; ceci se produisit le 27 et le 28.

29. La diarrhée a été plus abondante et surtout les selles plus fréquentes; il y a eu 10 selles depuis hier. Au lieu de 2 lavements, l'on en prescrit 3.

30. Les selles ont été aussi abondantes; l'on supprime les lavements d'ipéca.

25 novembre. Depuis la dernière note, les traitements les plus variés ont été mis en usage contre la diarrhée, et cela sans succès. Aujourd'hui, la malade est très-faible, cependant les phénomènes pulmonaires n'ont pas fait beaucoup de progrès.

Obs. XIII. — Femme de 30 ans, entrée salle Saint-Basile, lit n° 21, le 22 octobre 1873.

Cette malade a déjà été soignée, depuis dix-huit mois, dans divers hôpitaux, et notamment salle Saint-Basile, pour une pleurésie du côté droit; actuellement à la partie inférieure du poumon droit, il ne reste que des frottements. Sommet droit induré, craquements humides, souffle bronchique, etc.

Elle fut prise, pour la première fois, de diarrhée avec quelques selles sanguinolentes; cette diarrhée dura six semaines sans interruption. 10 à 15 selles par jour avec ténesme rectal et coliques. Cette diarrhée a peu à peu diminué; au moment de son entrée à l'hôpital, la malade n'a plus que 5 selles par jour, moins de coliques. Elle est très-affaiblie, surtout très-anémiée. L'amaigrissement est considérable; cependant l'appétit est bien conservé; la malade mange 4 et même 5 portions par jour; suivant son expression, elle a toujours faim.

23 octobre. Le lendemain de son entrée à l'hôpital, elle est reprise de diarrhée plus forte, elle a des coliques plus violentes, 10 selles très-liquides et abondantes dans les vingt-quatre heures.—2 lavements ipéca.

24. La malade n'a pas été à la garde-robe depuis le second lavement. — Même traitement.

26, 27. Même état.

28. 6 selles au lieu de 10 comme les jours précédents.

29. 5 selles depuis hier matin; elle garde assez bien les lavements, ce qu'elle n'avait pas fait ces derniers jours.

Soir. La malade n'a pas eu de garde-robe depuis ce matin; depuis midi à peu près, elle a des nausées sans vomissements; on supprime le lavement du soir.

30. Depuis hier, 4 selles, mais plutôt ténesme rectal que véritable diarrhée. Ce matin seulement, l'on constate une selle abondante et diarrhéique. — Même traitement.

31. Même état.

1er novembre. 2 selles seulement depuis hier.

2. 2 selles, état général meilleur, pas de coliques.

3. Même état, 2 selles à peine liquides.

4. Toujours selles liquides, 3 aujourd'hui. En présence de cette persistance de la diarrhée, l'on supprime les lavements d'ipéca. Depuis cette époque, la diarrhée n'a pas été plus forte, mais les coliques sont devenues, surtout à certains jours, beaucoup plus violentes.

25. Le malade est à peu près dans le même état. Divers moyens ont été employés sans résultat contre la diarrhée et les coliques.

Obs. XIV.—Jeune homme de 24 ans, Saint-Louis, 23; malade depuis un an environ. Entré à l'hôpital vers le 15 septembre. Avant cette époque, il avait été soigné pendant six semaines à l'Hôtel-Dieu, au mois de mai 1873 et en était sorti amélioré. — Depuis le début de son affection, qui est héréditaire, il n'a jamais eu de diarrhée ; quinze jours environ avant son entrée à l'hôpital la phthisie pulmonaire revêtit une marche rapide.

A l'ausculation l'on constate au sommet gauche des signes évidents de ramollissement. L'état reste le même jusqu'au 26 octobre, la maladie continuant à faire chaque jour des progrès. A cette date, il est pris de diarrhées avec coliques. Les 26, 27 et 28 octobre, cinq à six selles par jour. Pendant cette période, il a pris sans succès des lavements laudanisés et du bismuth.

29 octobre. La diarrhée a beaucoup augmenté, le malade a 16 à 18 selles abondantes, mêlées de glaires et accompagnées de coliques très-violentes ; on prescrit deux lavements d'ipéca.

30. Pas de selle depuis le deuxième lavement; même traitement.

31. Même état qu'hier, trois selles seulement dans les 24 heures.

1er novembre. Trois selles.

3. Deux selles seulement.

4. Pas de selle depuis hier, on supprime l'ipéca.

2 novembre. — Depuis la dernière note, la diarrhée n'a pas reparu. Le malade digère bien et va regulièrement à la garde-robe ; l'état du poumon est le même.

Obs. XV. — Au milieu d'octobre 1873, entre salle Saint-Louis, lit 22, service de M. Bourdon, un jeune homme de 26 ans, malade depuis environ deux mois. Les premiers symptômes de son affection furent des douleurs dans le côté droit de la poitrine, liées probablement à une pleurésie. Au moment de son entrée dans le service, le doute n'était plus possible. Il existait un épanchement dans la moitié inférieure de la plèvre droite ; cette affection était stationnaire à sa période d'état. Craquements au sommet droit, amaigrissement considérable, pâleur extrême de la face et de tout le corps.

Depuis le début de son affection, le malade n'a jamais eu de diarrhée.

Vers le 15 novembre, la partie indurée du poumon commence à se ramollir, les crachats deviennent plus abondants et purulents.

21 novembre. — Trois selles avec coliques.

22. Cinq selles abondantes très-liquides, coliques très-violentes.

23. Même état. — Deux lavements d'ipéca.

24. Quatre selles ; même traitement.

25. Pas de selles depuis le deuxième lavement d'hier soir.

26. Diarrhée arrêtée, plus de coliques ; on supprime l'ipéca.

2 décembre. — Le malade s'affaiblit de plus en plus ; la pâleur est extrême, la diarrhée n'a pas reparu.

3. Le malade est repris de diarrhée très-fréquente, avec selles abondantes; on prescrit deux lavements d'ipéca.

4. Les lavements n'ont pu être gardés ; la diarrhée est toujours très-abondante ; 15 selles très-liquides depuis hier.

5. Les lavements n'ont pas été gardés, la diarrhée n'a pas diminué. Potion d'ipéca simple.

6. Le malade vomit les premières cuillerées de la potion ; mais depuis hier soir la diarrhée a beaucoup diminué. —Le soir, une seule selle dans la journée.

7. Le malade n'a pu aujourd'hui garder une seule cuillerée de la potion. La diarrhée est devenue bien plus abondante, elle est incessante.

8. Diarrhée incoercible ; ni lavements ni potion ne peuvent être gardés, le malade est à l'agonie, il meurt dans la nuit.

Autopsie le 10 décembre. — Pleurésie purulente à droite. Cavernules et lobules de pneumonie caséeuse au sommet du même côté. Par d'ulcérations de la muqueuse intestinale.

Obs. XVI. — Jeune homme de 24 ans, couché salle Saint-Louis, lit no 10, entré le 1er octobre 1873.

Phthisie pulmonaire arrivé à la période de cachexie la plus prononcée. Début il y a 18 mois. Cavernes aux deux sommets avec induration de la plus grande partie du poumon gauche. N'était pas jusqu'à ces derniers temps sujet à la diarrhée.

Depuis quinze jours de diarrhée incoercible, selles fréquentes : 25 à 30 dans les 24 heures, abondantes, très-liquides, presque toujours précédées de coliques très-douloureuses. On lui donne le 5 octobre deux lavements d'ipéca.

6. N'a pas eu de garde-robes depuis le second lavement d'ipéca. Même traitément.

7. La guérison persiste, on supprime l'ipéca.

10. L'appetit est un peu revenu.

Le malade. quoique très-anémié, est moins fatigué, moins faible que lors de son entrée. Meurt le 28 octobre, par suite des progrès de la phthisie pulmonaire, sans avoir présenté à nouveau aucune trace de diarrhée.

Obs. XVII. — Entre le 8 septembre 1873, salle Saint-Louis, lit n° 2, pour une phthisie pulmonaire ; il est parvenu à la période cachectique de son affection et a des cavernes dans les deux poumons. Il est depuis trois mois environ sujet à une diarrhée abondante et fétide; douze ou quinze selles dans les 24 heures ; depuis cette époque, il s'affaiblit rapidement ; l'opium et le bismuth n'ont jamais supprimé la diarrhée pendant plus de 24 heures.

9. 2 lavements d'ipéca.

10. Même traitement.

11. La diarrhée a complètement disparu, le malade n'a eu que trois garde-robes depuis le premier lavement; on les supprime.

Jusqu'au 25 septembre, l'état est meilleur, le malade mange mieux ; il n'a qu'une ou deux selles dans les 24 heures.

25. Le malade va cinq fois à la garde-robe.

26. Deux lavements d'ipéca.

27. La diarrhée est arrêtée; on supprime les lavements.

30. Le malade va assez bien, lui qui pouvait à peine se lever; il demande à aller à Vincennes.

Obs. XVIII. — Saint-Louis, n° 26, homme d'environ 35 ans, malade depuis six mois, a eu plusieurs pleurésies droites. Actuellement, phthisie pulmonaire droite, râle sous-crépitant, avec induration dans toute le hauteur du poumon droit; ce malade n'a jamais été sujet à la diarrhée ; il ne se plaint de ce symptôme, qui l'affaiblit beaucoup, que depuis trois semaines environ ; il a 15 ou 20 selles très-abondantes dans les 24 heures. La plupart du temps, ses selles ne sont pas accompagnées de coliques.

3 octobre. On prescrit deux lavements d'ipéca.

4. Moins de diarrhée depuis cette nuit.

5. La diarrhée est complètement arrêtée ; l'on supprime l'ipéca.

Le malade meurt le 9 octobre au matin, dans un accès de dyspnée, et n'a pas eu depuis l'emploi de l'ipéca de trace de diarrhée.

A l'autopsie du 10 octobre, l'on trouva la muqueuse de l'intestin grêle un peu épaissie et assez vivement injectée, mais en aucun point il n'existe d'ulcération ni de granulation tuberculeuse.

Obs. XIX. — L..., 30 ans, entré le 5 novembre 1873, salle Saint-Louis, lit 9. Phthisie pulmonaire datant de quatre ans; diarrhée depuis dix mois, sans qu'aucun des différents traitements qui ont été employés contre ce symptôme ait donné de résultat. La diarrhée est abondante, incessante, 8 à 10 garde-robes dans les vingt-quatre heures; ses selles ont toujours été aussi abondantes; il n'y a pas eu, au dire du malade, un seul jour de calme; en même temps et à la suite de la diarrhée, le malade a perdu l'appétit.

En présence de la gravité de ce symptôme, qui fatigue beaucoup le malade et l'épuise, l'on prescrit dès le lendemain de son entrée deux lavements d'ipéca; pendant les six premiers jours, des lavements sont donnés régulièrement soir et matin, sans qu'il en résulte une amélioration sensible.

Après cet essai on tente de nouveau le traitement par l'opium jusqu'au 16 novembre et cette fois encore sans aucun succès.

16. L'état de la diarrhée restant le même, on a de nouveau recours aux lavements d'ipéca.

17. Le malade a gardé ses lavements pendant plusieurs heures; pas d'amélioration. L'on continue le même traitement.

18. Etat stationnaire; le malade a été cinq fois à la selle, il a gardé ses lavements pendant plusieurs heures.

19. Trois selles seulement.

21. L'on double la dose d'ipéca dans les lavements.

22. Le malade n'a été depuis hier à la garde-robe que pour rendre ses lavements.

23. Pas de diarrhée.

24, 25, 26. La guérison persiste.

27. L'on supprime les lavements.

28 décembre. L'état général s'est amélioré; la diarrhée n'a pas reparu.

Dans les séances du 25 mars et du 8 avril 1874, à propos d'une communication de M. le docteur Dujardin-Beaumetz, une discussion fut soulevée à la Société de thérapeutique sur la valeur de l'ipéca à haute dose, employé en lavements. Sans vouloir entrer ici dans la discussion des opinions qui furent émises, et qui trouveront plus loin leur place, nous nous bornerons à rapporter que M. le docteur Moutard-Martin a cité deux cas de diarrhée des tuberculeux traités sans succès par l'ipéca. M. Constantin Paul a rapporté un cas de succès; d'autre part nous avons appris un nouveau cas de succès cette année dans le service de M. Demarquay. Dans le mémoire de M. Chouppe, il y a 17 observations dont 14 succès et 3 insuccès, ce qui nous donne comme total : 21 observations, 16 guérisons et 5 insuccès ; nous verrons plus tard à discuter la valeur de cette statistique et comment il faut interpréter les cas d'insuccès notamment ceux de M. Moutard-Martin.

Nous nous bornerons ici à dire que ces chiffres sont très-favorables, et que nous croyons que l'on pourra fréquemment employer ce traitement, même alors que tous les autres auront échoué.

Dans notre troisième chapitre nous chercherons, au moyen d'études expérimentales, à montrer comment l'ipéca agit dans ces cas.

2° *Sueurs des phthisiques.*

Dans les sueurs des phthisiques, l'ipéca n'a été jusqu'à ce jour employé, que nous sachions, que dans le service de M. Bourdon ; les résultats obtenus ont été favorables ; c'est pourquoi nous ne croyons pas sans intérêt et surtout au point de vue de la nouveauté du procédé de rapporter ici quelques-unes des observations qui ont été recueillies.

Les sueurs des phthisiques constituent un des symptômes les plus pénibles pour le malade, les plus difficiles à combattre pour le médecin ; aussi, voyons-nous que tour à tour l'on a employé contre lui les moyens les plus variés. En première ligne nous devons citer le tannin, le tannate de quinine qui, après avoir été abandonné pendant trop longtemps, a été mis de nouveau en usage par M. le professeur Vulpian, puis les sels de plombs, l'agaric blanc et enfin, tout à fait dans ces derniers temps, un moyen qui nous semble des meilleurs, le sulfate d'atropine, à la dose de un demi milligramme par jour.

En présence de ces nombreux moyens, que vient donc faire l'ipéca? Les auteurs qui l'ont recommandé n'ont pas la prétention d'en faire un médicament infaillible, mais ils tiennent à ce que l'on constate bien qu'il peut réussir dans des cas où tous les autres procédés ont échoué, et qu'il constitue ainsi un nouveau moyen adjuvant qui peut devenir utile.

Obs. XX. — Saint-Basile, lit 7. Femme de 35 ans, entrée pour accoucher au mois de juillet 1873. Elle a commencé à tousser pendant sa grossesse et a eu plusieurs hémoptysies. Aussitôt après son accouchement, elle a été prise d'une bronchite intense qui a nécessité un traitement très-énergique. Depuis cette époque, la malade a eu plusieurs bronchites, mais dans l'intervalle l'on a pu constater l'existence de signes très-nets de phthisie pulmonaire au premier degré dans le sommet du poumon gauche. Depuis la même époque, sueurs profuses très-abondantes la nuit, la forçant de changer de linge et la fatigant beaucoup. Cette malade n'a jamais eu de diarrhée.

2 novembre. Deux lavements d'ipéca. Jusqu'ici l'on avait employé successivement et sans succès, pour combattre les sueurs, le tannate de quinine à la dose de 4 gr. et le tannin à celle de 40 centigr.

3. Les sueurs ont diminué d'au moins moitié ; ce matin l'on donne un seul lavement.

4. La malade n'a pas sué cette nuit. Même traitement. Le même état continue le 5 et le 6.

7. On supprime le lavement d'ipéca.

8. La malade a sué un peu dans la nuit ; on donne un demi-lavement d'ipéca.

9 et 10. Même état, un peu de sueurs, l'on continue le traitement.

11 et 12. Presque pas de sueurs.

13. Pas de sueurs; on supprime le lavement.

14. Pas de sueurs ; les règles reparaissent ; état général meilleur.

15. La malade se trouve un peu mieux, dit que ses digestions sont plus faciles. Les sueurs ne reparaissent pas jusqu'au 31 décembre 1873.

Pendant toute cette période, la phthisie n'a fait que peu de progrès.

Obs. XXI. — Saint-Louis, 13, homme de 37 ans, entré le 29 novembre 1873. Phthisie pulmonaire au premier degré datant de six mois. Sueurs nocturnes de la partie supérieure du corps, datant de trois mois et revenant chaque nuit avec fièvre, vers minuit. Durée : deux heures ; le malade est obligé de changer de linge.

4 décembre. Potion avec décoction d'ipéca en trois fois, vers 8 heures ; nausées, moins de sueurs dans la nuit.

5. Même traitement, même effet.

6. Pas de sueurs, la malade a vomi une fois.

7. Pas de sueurs, l'on supprime la potion.

8, 9 et 10. Le malade n'a pas sué, il part pour Vincennes, se trouvant beaucoup mieux.

Obs. XXII. — G..., 41 ans, entré le 19 novembre 1873, Saint-Louis, lit 10. Ce malade a eu comme premier symptôme une pleurésie au mois de juillet dernier. Depuis trois mois, sueurs nocturnes; le malade ne dort pas, il est obligé de changer de linge. Ce phénomène se produit régulièrement chaque nuit ; les sueurs sont précédées d'une sensation de chaleur assez vive. Les signes locaux sont ceux de la première période.

Dans la nuit du 19 au 20 novembre, le malade éprouve des sueurs avec les mêmes caractères que précédemment.

20 novembre. Premier lavement d'ipéca, le soir.

21. Le malade a beaucoup moins sué cette nuit, il n'a pas eu la fièvre.

22, 23, 24. Pas de sueurs. On supprime les lavements.

25. Le malade a éprouvé un peu de sueur dans la nuit ; on prescrit un nouveau lavement d'ipéca. Ces lavements sont continués régulièrement chaque soir, jusqu'au 2 décembre. Depuis le 26 novembre, la diarrhée n'a pas reparu.

1er décembre. Le malade commence à souffrir d'une diarrhée abondante avec ténesme rectal. L'on supprime les lavements d'ipéca, et la diarrhée est guérie le 3 décembre.

31. La diarrhée n'a pas reparu.

Obs. XXIII. — Saint-Basile, lit 28. Entrée le 15 septembre 1873. Phthisie pulmonaire à forme chronique, troisième période. Sueurs nocturnes très-abondantes depuis plusieurs mois; chaque nuit, la malade est obligée de changer de linge.

9 novembre. Un demi-lavement d'ipéca.

10. Un peu moins de sueurs; la malade n'a pas été obligée de changer de linge.

11. Pas de sueurs, l'on supprime le lavement d'ipéca. Avant d'employer l'ipéca, l'on avait employé sans succès les sels de plomb et le tannin.

Obs. XXIV. — Saint-Louis, n° 3. Entré le 23 octobre 1873. Phthisie pulmonaire à la troisième périodes, vastes cavernes aux deux sommets. Ce malade n'est pas sujet à la diarrhée, mais depuis six mois, sans manquer une seule nuit, il a des sueurs si abondantes, qu'il mouille ses oreillers et jusqu'à son matelas. Ses sueurs revenaient régulièrement, vers minuit, et étaient précédées d'un léger mouvement fébrile.

Dans la nuit du 23 au 24, le malade a eu des sueurs aussi abondantes que le jour précédent.

24. On prescrit un lavement d'ipéca.

25. Le malade n'a pas sué la nuit dernière.

26. Pas de sueurs, l'on supprime les lavements.

29. Les sueurs n'ont pas reparu; l'état du malade est meilleur et sur sa demande il part pour Vincennes.

Obs. XXV. — Saint-Louis, 19. Entré le 26 novembre 1873. Phthisie pulmonaire, troisième période. Le début remonte à six mois. Sueurs considérables et quotidiennes depuis trois mois.

27 novembre. Deux lavements d'ipéca.

28. Le malade a moins sué.

29. Presque pas de sueurs.

30 et 1er décembre. Pas de sueurs; l'on supprime l'ipéca.

Les sueurs n'ont pas reparu jusqu'au 16 décembre, époque à laquelle le malade quitte l'hôpital dans un bien meilleur état.

Nous trouvons encore dans le mémoire de M. Chouppe six autres observations, quatre dans lesquelles le résultat était favorable, mais d'une manière moins franche que dans les précédentes; deux autres au contraire, où le résultat était absolument nul et dans lesquelles les lavements d'ipéca ont échoué absolument.

Que pouvons-nous conclure de ces cas? C'est qu'il est loin d'y avoir une idée dans ce symptôme si fréquent; reportons-nous en effet à l'étude des sueurs chez les tuberculeux, et nous verrons, suivant les sujets, ce symptôme se montrer avec de grandes variations. Tantôt en effet, les sueurs sont générales; elles couvrent tout le corps, tantôt au contraire, elles sont partielles, ne se manifestent que sur la partie antérieure de la poitrine, à la tête et aux mains. Dans quelques cas, ces sueurs ne se manifestent que le matin au réveil, tandis que dans d'autres c'est vers le milieu de la nuit ou pendant toute la durée de celle-ci que le malade souffre de ce symptôme. Enfin, il est un caractère plus important que ceux que nous venons d'énumérer, c'est la présence ou l'absence d'un mouvement fébrile comme phénomène initial. C'est de là que nous tirerons les indications les plus positives, et nous remarquons que c'est surtout lorsqu'il existe de la fièvre que l'ipéca fournit des résultats favorables. C'est peut-être là, du reste, une des raisons pour lesquelles ce médicament agit bien dans les sueurs des phthisiques.

CHAPITRE III.

ÉTUDE EXPÉRIMENTALE SUR LE MODE D'ACTION DE L'IPÉCACUANHA ET DE L'ÉMÉTINE.

Dans les deux chapitres précédents, nous nous sommes occupé de l'action thérapeutique de l'ipécacuanha; nous n'avons nulle part parlé de l'émétine, c'est que nous croyons que cette substance n'est pas encore appelée à remplacer la racine d'ipéca dans les préparations pharmaceutiques. Quand on aura lu nos expériences, on se rendra bien compte de ce fait, en présence des effets toxiques si nets et souvent si variables que l'on obtient avec l'émétine. D'autre part cette substance étant insoluble dans l'eau, la petite quantité d'alcool ou d'acide qu'on doit employer pour obtenir une dissolution parfaite sera toujours un obstacle à l'usage journalier chez l'homme des injections sous-cutanées d'émétine, à cause des inflammations locales qui en seraient la conséquence.

Nous n'avons pas voulu traiter longuement l'action locale de l'émétine sur les tissus. Nous croyons pourtant nécessaire de donner ici quelques notions fournies déjà par plusieurs expérimentateurs : toutes les surfaces tégumentaires sont irritées par l'application de la poudre d'ipéca, à plus forte raison par l'émétine pure, insufflée dans l'œil d'un chien, elle produit une phlegmasie intense pouvant déterminer la perforation de la cornée, si l'on réitère les insufflations. Si l'on incorpore cette poudre dans un corps gras et qu'avec la pommade on frictionne la peau pendant quelques minutes, on voit apparaître une éruption caractéristique, comme celle de la pommade stibiée. Déposée sur la peau dépouillée de son épiderme, la poudre d'ipéca occasionne une sensation de déchirement, de chaleur et une inflammation locale (MM. Percy, Martin-Damourette, Delioux).

Dans ce chapitre nous nous occuperons de l'action physiologique de ces médicaments. Nous commencerons par donner quelques expériences ayant rapport à l'action toxique de l'émétine et de l'ipécacuanha, ainsi qu'à leurs effets généraux; puis nous entrerons dans les détails de la thèse que nous nous sommes proposé d'étudier, c'est-à-dire l'action de l'ipéca dans les diarrhées.

Nos expériences sont nombreuses; le plus grand nombre de celles que nous publions ont été faites par nous; les autres sont empruntées au mémoire de M. d'Ornellas et au travail de M. Chouppe, nous aurons toujours soin de l'indiquer.

Effets généraux de l'émétine et de l'ipéca.

Expérience 1.

Injection sous-cutanée d'émétine. — Mort en deux jours.

Le 16 février. Sur un chien de forte taille, l'on injecte dans le tissu cellulaire sous-cutané, et par trois piqûres, la solution suivante : émétine, 0 gr. 20; eau, 15 cent. cubes; alcool, 5 cent. cubes. Trois heures après l'animal est faible, triste, mais il ne vomit pas.

17. L'animal va bien.

18. Sans que l'on ait fait subir au chien aucune nouvelle manœuvre, il a deux selles sanglantes.

19. Il va bien, n'a pas eu de nouveau de selles sanglantes. On lui injecte alors sous la peau, en cinq piqûres, la solution suivante : émétine 0 gr. 50; eau, 16 cent. cubes; alcool, 9 cent. cubes. L'animal meurt dans la matinée du 20. A la nécropsie l'on trouve une congestion assez vive de la muqueuse intestinale.

Exp. 2 (tirée du mémoire de M. Chouppe).

Injection intra-veineuse de la décoction de racine d'ipéca. — Mort.

Le 22 mars. — L'on injecte dans la veine crurale d'un chien de petite taille, le produit de la décoction de 5 grammes de racine d'ipéca dans 40 cent. cubes d'eau (le mélange a été préalablement filtré). L'injection est faite à 3 h. 15 minutes; à 5 heures il ne s'est produit aucun effet. L'animal est alors renfermé dans une cabane, où on le trouve mort le lendemain matin; il n'a pas vomi.

Nécropsie. Les poumons, le cœur et les reins sont sains.

Estomac. Muqueuse fortement congestionnée et injectée, présentant même plusieurs petites hémorrhagies, surtout dans le grand cul-de-sac. La muqueuse de toute la première portion de l'intestin grêle présente le même aspect que la muqueuse gastrique. L'ensemble des parois est œdémateux et gris transparent.

Nous avons reproduit les deux expériences précédentes parce qu'elles montrent bien les effets toxiques et rapidement mortels que l'on obtient avec l'émétine; ces effets ont une grande importance, en ce sens qu'ils montrent de la manière la plus évidente que ce médicament est très-toxique.

Nous allons maintenant pénétrer plus avant, mais très-rapidement du reste, dans l'étude des effets physiologiques de l'émétine, mais ici encore, nous serons obligé de faire de nombreux emprunts au mémoire de M. d'Ornellas. Nous allons passer sommairement en revue l'action de l'émétine sur le système nerveux général, sur la température, sur le pouls. L'on comprend du reste que plusieurs des expériences que nous allons mentionner ici devront encore être rappelées plus loin à propos de certaines particularités.

Exp. 3. — Chien tué en deux heures et demie par injection répétée de petites doses d'émétine.

Chien de moyenne taille, vigoureux.

2 h. 30. Injection sous-cutanée de 0 gr. 10 d'émétine.

2 h. 50. Aucun effet sous-cutané de 0 gr. 05 c.

3 h. 10. Vomissement. Injection de 0 gr. 05 c.

3 h. 55. Vomissements répétés, l'animal est un peu triste. Injection de 0 gr. 05 c.

4 h. 10. Animal affaibli, ne vomit plus; nouvelle injection de 0 gr. 10 c.

4 h. 17. Affaiblissement de plus en plus considérable. Nouvelle injection de 0 gr. 20 c.

4 h. 35. Même état, et de plus, un peu d'excitation. Injection de 0 gr. 10 c.

5 h. L'animal meurt sans aucune convulsion, après s'être affaibli de plus en plus.

Nécropsie. Aucune lésion viscérale. L'estomac, le duodénum et leur contenu sont mis dans l'alcool pour en faire un extrait.

Exp. 4. — Injection intra-veineuse de décoction de racine d'ipéca ; vomissements. — Mort.

Le 23 mars 1874. L'on injecte dans la veine crurale d'un chien de petite taille le produit de la décoction de 2 gr. 50 d'ipéca. Véhicule : 20 cent. cubes. L'injection est faite à 9 h. 52.

10 h. 15. Vomissement.

10 h. 20. Vomissement. L'animal est affaibli et tend à se coucher.

10 h. 25 et 10 h. 35. Nouveaux vomissements.

11 h. L'animal ne vomit plus, mais il est triste et reste couché.

4 h. soir. Le chien a vomi encore une fois dans la cour. Il meurt dans la nuit : il n'a eu ni nouveaux vomissements, ni selles sanguinolentes.

A l'ouverture du chien, l'on ne trouve aucune altération appréciable d'aucun viscère.

Exp. 5 (d'Ornellas). — Chienne tuée en six quarts d'heure par 24 centigr. d'émétine en injection sous-cutanée; convulsions et efforts pour vomir atroces et sans résultats; injections rouge noirâtre de tous les viscères; injections rouge noirâtre de la muqueuse gastrique et intestinale, la rectale étant saine; on démontre la présence de l'émétine dans le foie.

Le 27 mars. Petite chienne ratier, du poids de 6 kilogrammes, bien portante.

3 h. C., 86 à 92. Pouls, 84. R., 16. T. R., 39° 3 ; à jeun.

A 3 h. 15. Injection sous-cutanée de 24 centig. d'émétine. Solution nitrique au 50°. L'injection est faite sous la peau des deux flancs en quatre points différents et de chaque côté, c'est-à-dire en huit seringuées, c'est-à-dire un total de 12 grammes de liquide.

3 h. 43. Vomissement d'une petite quantité de liquide écumeux d'un jaune vert clair ; puis une régurgitation.

3 h. 50. Vomissement peu abondant teint par la bile.

4 h. L'animal fait des efforts terribles pour vomir et n'y parvient pas. Il se traîne, poussé par ses membres postérieurs, parce que les antérieurs ne le soutiennent plus. Les efforts pour vomir continuent sans succès. La chienne se couche tout de son long dans un coin, sans pouvoir se mouvoir. Les souffrances et les efforts pour vomir sont extrêmes.

4 h. 5. couché tout de son long sur le côté droit, comme mourant, l'animal ne parvient plus à vomir malgré ses efforts. Diarrhée.

4 h. 18. C., 160 à 166. Pouls, 152 à 160. R., 52. T. R. 33° 8. L'animal continue à faire des efforts de vomissement avec état convulsif, qui le fait se traîner et se coucher alternativement.

4 h. 30. Urine abondante.

4 h. 35. Mort.

4 h. 50. Autopsie. La chienne est encore toute chaude. Tous les organes sont congestionnés. Couleur violacée et claire presque partout, car partout il y a des congestions. Poumons distendus par l'air, ils s'affaissent à l'ouverture de la trachée. Ils sont sains, d'une couleur violacée claire, et quoique gorgés de sang, ils surnagent. Cœur distendu par du sang rouge noirâtre, très-liquide. Les grosses veines sont distendues de même par du sang ayant les mêmes caractères. Le cœur est arrêté en diastole. Bouche et œsophage pleins d'écume. Estomac énorme, distendu par une écume très-visqueuse, distendue par de la bile. Jéjunum injecté aussi, mais moins, et sa muqueuse injectée se voit mieux en râclant la couche de mucus adhérente à la surface. Iléon plus injecté que le précédent intestin, mais perdant complètement l'injection, et se présentant à l'état sain, quinze centimètres avant la valvule iléo-cæcale. Celle-ci est injectée intérieurement, mais beaucoup moins que le gros intestin. Rectum presque sain. Mésentère très-gorgé de sang noir dans toutes ses veines. Reins très-congestionnés, cerveau et méninges très-gorgés de sang noir. L'extrait injecté dans le tissu cellulaire d'un pigeon produit le vomissement.

Nous nous arrèterons là dans les expériences pour ce qui a rapport à l'intoxication générale. Nous passerons sommairement en revue les conclusions du travail de M. d'Ornellas, nous réservant de résumer à propos de chacune d'elle les réserves auxquelles nous nous croirons autorisé par nos propres recherches. Nous laisserons, pour le moment, de côté tout ce qui à trait au tube digestif et au vomissement. Pour ce qui est des recherches sur les grenouilles, nous sommes à peu près d'accord avec M. d'Ornellas, c'est-à-dire que nous avons toujours pu constater que sous l'influence d'une injection sous-cutanée d'émétine à dose modérée, on voit bientôt se produire un état de résolution générale, état qui s'accompagne rapidement de la perte des mouvements réflexes et de diminution dans le nombre des battements du cœur. qui finit même assez vite par s'arrêter, tandis que pendant tout ce temps les muscles et les nerfs restent parfaitement accessibles à l'action des courants électriques. Nous allons reproduire ici quelques expériences que nous avons faites sur des grenouilles.

Exp. 6. — **Injections sous-cutanées d'émétine sur plusieurs grenouilles ; étude des effets toxiques.**

Grenouille n. 1, de taille moyenne. 10 h. 30. Injection sous la peau de la cuisse de 5 milligr. d'émétine, solution citrique au 20e.

10 h. 43. L'animal est dans un état de résolution complète, le cœur mis à nu présente des battements incomplets et faibles.

10 h. 55. Les muscles et les nerfs répondent bien aux excitations électriques ; le cœur n'a plus que quelques contractions incomplètes; les mouvements réflexes sont abolis.

11 h. 10. Cœur complètement arrêté ; les nerfs répondent toujours aux excitations électriques.

11 h. 35. Même impressionnabilité des nerfs, l'animal meurt.

Grenouille n. 2, ordinaire. — 10 h. 35. Injection sur la peau de la cuisse de cinq milligrammes d'émétine.

11 h. Cœur mis à nu, battements réguliers, environ trente-six pulsations

par minute; l'animal est tombé en résolution complète à 10 h. 55; les nerfs semblent moins bien répondre aux excitations électriques.

11 h. 40. — Excitabilité nerveuse très-peu prononcée; le cœur bat encore, mais d'une manière irrégulière et faible.

Grenouilles n. 3. — 10 h. 35. Injection sous-cutanée de 6 milligrammes d'émétine.

10. h. 50. L'animal tombe en résolution, il n'a plus de mouvement réflexe, le cœur mis à nu bat très-irrégulièrement; les nerfs sciatiques répondent très-bien aux excitations électriques ainsi que les muscles.

11 h. 05. Cœur arrêté; les nerfs répondent aux excitations électriques.

11 h. 40. Cœur arrêté, même état des muscles et des nerfs.

Grenouille n. 4, de forte taille. — 11 h. 6. Injection sous la peau de la cuisse de 5 milligrammes d'émétine.

11 h. 17. L'animal est affaibli, mais a encore quelques mouvements réflexes; il reste sur place.

11 h. 20. Le cœur mis à nu se contracte très-régulièrement, quarante-huit pulsations par minute, les nerfs sciatiques répondent bien aux excitations; le cœur semble très-excité, les muscles et les nerfs répondent bien aux excitations; à midi l'animal meurt.

Nous avons également cherché à constater les effets toxiques de l'émétine chez le lapin, et nous avons vu qu'elle produit la mort par un état de prostration générale. Mais nous ne pouvons pas admettre ces sortes de paralysie croisées tantôt du train antérieur, et tantôt du train postérieur sur lesquelles M. d'Ornellas insiste avec une sorte de complaisance. Il y a là des effets de résolution musculaire générale, résultant de l'action de l'émétine sur le système nerveux central, très-probablement primitivement sur l'encéphale. Or, il suffit d'avoir fait, à plusieurs reprises, des recherches sur les poisons pour savoir que toutes les fois que, sous une influence quelconque, un animal commence à s'affaiblir, c'est toujours sur son train postérieur qu'il fléchit. Enfin, il est encore un autre point sur lequel nous ne pouvons pas être d'accord avec

M. d'Ornellas, c'est lorsqu'il prétend avoir constaté chez les lapins des efforts de vomissement. Pour notre part, dans les quelques expériences que nous avons faites à ce sujet, nous n'avons jamais rien vu se produire de semblable, et de plus nous savons que M. le professeur Vulpian a vainement cherché à produire ses effets vomitifs sur des lapins avec divers vomitifs; jamais; pas plus que nous, il n'a vu se produire le moindre vomissement.

Exp. 7. — Lapin de forte taille.

4 h. Température rectale, 38,8.

4 h. 5. Injection de 5 centigrammes d'émétine.

4 h. 15. Température 39,3. Respiration et pouls abaissés.

4 h. 20. Paralysie des membres postérieurs; animal affaibli, la respiration se ralentit de même que la circulation.

4 h. 25. L'animal meurt sans convulsion.

Autopsie, rien de particulier du côté des viscères.

Exp. 8. — Lapin, taille moyenne, empoisonnement par l'émétine, collapsus général — Mort.

4 h. 25. R. = 180, P. = 216.

4 h. 35. Injection sous-cutanée de 3 centigrammes et demi d'émétine.

5 h. 10. La respiration semble toujours de la même fréquence.

5 h. 15. Nouvelle injection de la même quantité.

5 h. 20. R. = 90, P. = 160.

5 h. 25. L'animal est très-affaibli, l'abdomen, ouvert sur la ligne médiane, laisse voir que les contractions intestinales sont très-peu prononcées, certainement pas plus qu'à l'état normal.

5 h. 30. L'animal est de plus en plus en faible, les pupilles commencent à se dilater; quelques instants avant la mort elles se dilatent considérablement alors qu'il y a encore du clignement des paupières sous l'influence des excitations mécaniques; la mort survient lentement, sans convulsions; la respiration et la circulation se ralentissent progressivement.

Exp. 9. — Intoxication par l'émétine. — Mort rapide.

Cochon d'inde, de taille moyenne. — 9 h. 40. Température rectale 38,8. L'on injecte sous la peau 5 centigrammes d'émétine.

9 h. 55. TR. = 38,2.

10 h. 10. TR = 38,2. A ce moment l'animal, qui jusque là n'avait rien éprouvé, meurt rapidement, la circulation et la respiration s'étant ralenties progressivement.

Autopsie faite une heure plus tard. Poumons légèrement congestionnés, cœur arrêté en diastole, ventricule gauche vide; les autres cavités sont remplies d'un sang noir coagulé; les autres organes ne présentent aucune altération et la muqueuse gastro-interstinale n'offre aucune lésion.

En somme, nous voyons encore qu'ici comme sur les grenouilles, l'émétine agit comme sédatif du système nerveux général et comme épuisant. C'est par son action toxique sur l'encéphale qu'elle tue les animaux quand elle est administrée à haute dose. Nous comprenons très-bien alors ou que, ralenlentissant la respiration et la circulation, comme le pense M. d'Ornellas, ou bien encore en diminuant d'uue manière très-notable la tension artérielle comme nous le démontrerons (Pl. fig. 2 et 3), puisse abaisser la température.

Quant, au contraire, l'émétine est donnée à petite dose, elle tue les animaux par les lésions graves qu'elle provoque du côté de l'intestin.

Telles sont les courtes réflexions que nous voulions faire sur l'action générale de l'émétine. Nous allons maintenant chercher à expliquer son mode d'action dans la diarrhée.

ÉTUDE EXPÉRIMENTALE SUR LE MODE D'ACTION DE L'IPÉCACUANHA ET DE L'ÉMÉTINE DANS LA DIARRHÉE.

C'est là surtout ce que nous vous proposions d'étudier, et le lecteur nous permettra de faire passer sous ses yeux, dans un ordre aussi clair que nous le pourrons, les expériences qui ont pour but de reproduire les faits que nous trouvons chemin-faisant.

A ce sujet, voici comment se termine le travail de M. Chouppe (1) :

« Arrivé à la fin de cette étude, je suis obligé de constater une fois de plus, combien il est difficile de préciser le mode d'action d'un médicament. Ici, comme dans presque tous les cas, nous sommes obligé de rester dans le doute. Tout ce que nous avons dit précédemment, ne constitue que des probabilités plus ou moins acceptables, mais pas une certitude. Quelque incomplets que soient nos résultats, ils nous permettent cependant de penser qu'il n'est pas impossible d'arriver à des données plus certaines en multipliant les recherches cliniques et les expériences. »

Les hypothèses qui ont été faites à ce sujet sont au nombre de deux.

1° L'on a pensé voir dans l'action thérapeutique de l'ipéca une action substitutive directe.

2° La seconde voudrait voir dans l'action à l'ipéca une action vaso-motrice qui agirait en diminuant la quantité des sécrétions.

M. Chouppe n'a pas osé se prononcer pour l'une ou l'autre de ces deux hypothèses, mais il semblerait plutôt vouloir pencher vers la première que vers la seconde. Nous allons passer en revue les différentes expériences qui ont trait à ces données et nous les publirons aussi courtes que possible.

(1) Chouppe Progrès méd., 1874, p. 440.

I. — Action de l'émétine sur le système vaso-moteur.

Pour voir si l'émétinie agissait en faisant contracter les vaisseaux, nous avons entrepris plusieurs séries d'expériences. Dans une première série nous nous sommes efforcé de savoir ce que devenait comme coloration et comme secrétion la muqueuse intestinale après injection sous-cutanée d'émétine.

1° EXPÉRIENCES SUR LA MUQUEUSE INTESTINALE.

Exp. 10. — Chien de petite taille empoisonné par l'ipéca, sécheresse de la muqueuse immédiatement après la mort.

Chien de petite taille, à 10 h. 5 m. temp. rectale 38°5.

10 h. 25. Injection dans la veine crurale du produit de la décoction de 2 gr. 50 d'ipéca, dans 25 cent. cubes de véhicule.

11 h. L'animal est très-affaibli.

11 h. 25. Injection dans la veine crurale du produit de la décoction de 5 gr. de racine d'ipéca dans 25 cent. cubes de véhicule.

11 h. 30. Température rectale : 38°2. Jusqu'à ce moment l'animal n'a fait aucun effort de vomissement, il n'en fait encore aucun. Les urines ne donnent aucun précipité avec le réactif de Walser.

12 h. L'animal est très-affaibli.

Midi, 5 m. L'animal meurt; ouverture de l'abdomen immédiatement. Muqueuse intestinale pâle et un peu sèche. Poumons peu congestionnés; rien autre de particulier.

Exp. 11. — Chien de forte taille empoisonné par l'émétine, sécheresse et pâleur progressive de la muqueuse intestinale.

2 h. 30. L'on ouvre l'abdomen sur la ligne médiane par une incision faite couche par couche et de manière à éviter dans la limite du possible toute effusion du sang. On attire alors à l'extérieur le paquet intestinale et en deux points l'on fait une incision à la paroi de l'intestin grêle pour examiner l'état de la muqueuse. Au niveau du duodénum on observe que la muqueuse est très-humide et rosée ; que par l'incision il s'écoule une quantité considérable de liquide mélangée de bile et de chyme. Le reste de l'intestin laisse voir la muqueuse d'un rouge vif, très-humide, injectée, preuve évidente qu'il existait antérieurement un état congestif de l'intestin.

2 h. 50. L'estomac et l'intestin ne sont le siége d'aucun mouvement péristaltique.

2 h. 35. Injection sous-cutanée de 10 centig. d'émétine.

3 h. 15. La muqueuse du duodénum est pâle et relativement sèche; le reste de l'intestin est dans le même état que précédemment.

3 h. 35. Contraction violente de l'estomac, puis quelques instants après contraction de toute la longueur de l'intestin.

3 h. 45. Nouvelle injection de la même quantité d'émétine.

4 h. Sécheresse considérable de la muqueuse du duodénum; le reste de la muqueuse intestinale change peu ; cependant on commence à remarquer qu'il se fait par place des plaques pâles et notablement sèches.

4 h. 20. L'on injecte dans l'estomac, au moyen de la piqûre faite avec la canule d'une seringue de Pravaz, une nouvelle quantité de 25 centig. d'émétine.

4 h. 25. Les plaques pâles se sont étendues à la surface de la muqueuse et l'ont travaillée presque tout entière. La respiration est profonde et très-rapide. Il se produit une contraction violente de l'estomac qui le rejette au dehors de la cavité abdominale.

4 h. 35. L'animal meurt sans convulsion.

Exp. 12. — Injection sous-cutanée d'émétine, mort, pâleur de la muqueuse et sécheresse appréciable.

4 h. Sur un chien de moyenne taille, section des deux pneumo-gastriques au cou. Immédiatement après la section, l'animal paraît très-affaibli, il vomit à plusieurs reprises.

Le lendemain, l'animal vomit toujours; on lui injecte sous la peau du dos, en une seule fois, 25 centig. d'émétine.

4 h. 45. L'animal n'est pas très-affaibli, nouvelle injection de 10 centig. d'émétine.

5 h. L'animal est très-affaibli, la muqueuse intestinale est rouge par places et pâle par d'autres, mais sèche dans toute son étendue; pas de vomissement; l'animal meurt quelques minutes après.

Cette expérience est intéressante à plusieurs points de vue, ainsi que la précédente, car toutes deux nous montrent, ainsi que l'avait déjà fait remarquer M. Chouppe, et que nous serons à même de le constater plus tard, que sous l'influence de l'émétine, il se produit une sécheresse notable et progressive de la muqueuse de l'intestin. De plus, dans la première observation, nous voyons que, chez un animal qui portait déjà antérieurement des symptômes évidents d'une phlegmasie d'intestin, l'action de l'émétine s'est fait sentir de manière à produire toujours les mêmes phénomènes de sécheresse et de pâleur; nous voyons de plus, dans l'observation 12, que les phénomènes vomitifs n'ont nullement été aggravés par l'injection d'émétine. Nous empruntons les deux expériences suivantes au mémoire de M. Chouppe.

Exp. 13 (Chouppe). — Injection intra-veineuse de décoction de racine d'ipéca; vomissements, pâleur de la muqueuse intestinale avec sécheresse.

4 h. 35. L'on injecte dans la veine crurale d'un chien de forte taille le produit de la décoction de 10 grammes de racine d'ipéca (véhicule, 80 cent. cubes). Immédiatement après, l'on ouvre le ventre sur la ligne médiane, et l'on incise les tuniques de l'intestin grêle dans sa première portion. Au moment de l'incision, la muqueuse est dans l'état suivant : d'une couleur rosée assez vive, elle est recouverte partout d'une assez grande quantité de mucus; elle est humide et semble le siége d'une sécrétion abondante.

4 h. 45. Violents efforts de vomissement, pendant lesquels l'estomac est projeté hors de la cavité abdominale. Dès ce moment, l'animal est très-affaibli; aucune modification dans l'état de la muqueuse.

4 h. 55. L'animal vomit; on commence à remarquer que la muqueuse est un peu plus pâle, et surtout plus sèche qu'au début.

5 h. 10. Les nausées persistent. On remarque sur la muqueuse intestinale un aspect marbré très-net, et qui s'est produit assez brusquement; d'une manière générale, la muqueuse est encore rosée et assez humide, quoique cependant moins nettement qu'au début de l'expérience, mais de plus on voit les îlots blanchâtres, au niveau desquels la muqueuse est sèche et fortement décolorée.

5 h. 30. Les vomissements continuent; la muqueuse intestinale est uniformément pâle et sèche dans toute son étendue.

5 h. 40. L'état reste le même; l'animal est sacrifié. On ne trouve aucune lésion viscérale.

Exp. 14 (Chouppe). — Injection intra-veineuse du produit de la décoction de décoction de 10 gr. de racine d'ipéca, sécheresse de la muqueuse, mort.

L'on injecte lentement, dans la veine crurale d'un chien, le produit de la décoction de dix grammes de racine d'ipéca (eau, 60 cent. cubes); l'injection est faite à 4 heures. Immédiatement après l'injection, l'animal commence à s'affaiblir; il est pris de tremblements fibrillaires de tous les muscles, avec raideur du cou et renversement de la tête en arrière. Cet état se prolonge jusqu'à la mort, qui arrive à cinq heures. Cependant le cœur bat assez fort, et la circulation se fait bien.

4 h. 10. L'on ouvre l'abdomen sur la ligne médiane sans effusion de sang.

4 h. 15. La muqueuse intestinale est modérément congestionnée; elle n'est pas plus sèche qu'à l'état normal.

4 h. 30. La muqueuse de la première moitié de l'intestin grêle est notablement anémiée, surtout par places et sous forme d'ilôts; aux mêmes points elle est très-sèche.

5 h. La muqueuse est sèche, d'une manière très-marquée. Elle est pâle dans toute son étendue. L'animal est sacrifié; l'on ne trouve aucune lésion dans les viscères.

Exp. 15. — Injection gastrique de 10 cent. d'émétine, après section des deux pneumogastriques au niveau du cardia, sécheresse de la muqueuse intestinale, congestion de l'estomac.

Le 4 avril, à 3 h. 50, sur un chien de taille moyenne, on ouvre largement l'abdomen sur la ligne médiane, et l'on attire à l'intérieur l'estomac et le paquet intestinal. Puis on incise l'intestin grêle vers sa partie moyenne, et l'on constate que la muqueuse est d'un rose vif et recouverte d'un mieux assez abondant. Ceci fait, l'on coupe les deux nerfs pneumo-gastriques au niveau du cardia, afin d'empêcher ou du moins de retarder les vomissements. A ce moment, au moyen de l'aiguille d'une seringue de Pravaz, l'on injecte dans la cavité de l'estomac : émétine, 10 centig. en suspension dans 10 grammes d'eau distillée.

4 h. 15. L'estomac a des mouvements vermiculaires très-énergiques, mais on n'observe aucun effort de vomissement véritable.

4 h. 20. Toujours pas de nausées; on ouvre une nouvelle anse de l'intestin au voisinage de la première; la muqueuse y est bien plus pâle que précédemment; elle est également plus sèche. Ce fait se remarque dans toute l'étendue de cette membrane, mais cependant il est plus marqué par places.

4 h. 40. Même état; la muqueuse est sèche dans toute son étendue, mais d'une manière bien plus prononcée que tout à l'heure.

4 h. 50. La muqueuse est beaucoup plus sèche et plus pâle; l'animal est sacrifié. On trouve l'estomac fortement congestionné.

Nous avons vu que, dans tous les cas, sans aucune exception, il se produit une sécheresse avec pâleur de la muqueuse gastro-intestinale; fallait-il attribuer ce phénomène à une action vaso-constrictive, nous ne l'avons pas cru. Nous croyons, au contraire, comme nous le ferons voir bientôt, que c'est au moment où la substance va s'éliminer qu'elle produit une irritation locale momentanée, qui devient le point de départ d'une contraction vasculaire limitée, et n'ayant nullement son origine dans les centres nerveux.

2° EXPÉRIENCE DIRECTE SUR LE SYSTÈME VASO-MOTEUR.

a. *Effet sur les grenouilles.*

Exp. 16 (tirée du mémoire de M. Chouppe). — Examen direct des vaisseaux chez deux grenouilles, pas d'effet.

Grenouilles n° 1.

Le 14 mai, après avoir étalé la langue d'une grenouille et l'avoir placée sur le porte-objet du microscope, j'injecte sous la peau du dos 1 cent. cube de liquide, représentant le produit de la décoction de 0 gr. 50 cent. de racine d'ipéca. Une artère de la langue examinée sans injection, mesurait quatre divisions de l'oculaire micromètre; un quart d'heure après l'injection, ce vaisseau ne mesure plus que trois divisions. Mais ce resserrement n'est pas de longue durée, et au bout de quelques minutes, le vaisseau reprend sa capacité normale.

Grenouille n° 2.

Sur une autre grenouille, j'examine les vaisseaux de la membrane natatoire, et il m'est impossible de constater aucun changement de calibre.

Ces deux expériences ne sont pas absolument concluantes, mais elles démontrent du moins que si l'ipéca a une action constrictive, celle-ci est bien peu marquée.

b. *Expériences sur le nerf de la glande sous-maxillaire.*

Pour éclairer la question, nous pouvions encore avoir recours à plusieurs sortes d'expériences, et entre autres à celles qui consistent à examiner l'influence du nerf lingual sur la glande sous-maxillaire chez un animal soumis à l'action de l'émétine; en effet, si l'émétine est un vaso-constricteur puissant, après l'administration de cette substance, nous verrons non-seulement l'écoulement spontané de la salive s'arrêter, mais de plus, nous n'obtiendrons plus, en excitant le lingual, ces effets vaso-dilatateurs qui se produisent dans les vaisseaux de la glande sous-maxillaire, et qui s'accompagnent d'un hypersécrétion de salive, qui se traduit par un écoulement exagéré de ce liquide par le conduit de Wharton. M. Chouppe avait déjà publié cette expérience; nous l'avons refaite, et comme les deux résultats concordent, nous n'avons pas cru devoir le répéter un plus grand nombre de fois.

Exp. 17 (tirée du mémoire de M. Chouppe). — Injection intra-veineuse de la décoction de 16 gr. de racine d'ipéca, mise à nu du conduit de Warthon, excitation du nerf glandulaire, écoulement normal de salive.

Le 10 mai, sur un chien de forte taille, l'on met à nu le canal de Wharton, et on y introduit une canule. L'on dissèque ensuite le nerf lingual aussi bien que possible, puis on le coupe au-dessus du point où il donne naissance au filet de la glande sous-maxillaire. En déchirant alors le bout périphérique du nerf, l'on constate que la salive coule abondamment par la canule. Ceci fait, on ouvre largement l'abdomen sur la ligne médiane, de manière à rendre les vomissements très-dificiles.

Toutes ces précautions étant prises, l'on met à nu la veine crurale, et l'on y injecte lentement et en un quart d'heure environ, le produit de la décoction de 16 grammes de racine d'ipéca, réduite à 16 cent. cubes de véhicule. Au bout de dix minutes, l'absorption de la substance est rendue évidente par les nausées qu'éprouve l'animal et les violentes contractions dont l'estomac est le siége. A ce moment on électrise le nerf lingual, et il ne s'écoule que quelques gouttes d'une salive épaisse et visqueuse.

Dix minutes plus tard, quand les mouvements de l'estomac sont très-puissants, l'on électrise de nouveau le bout périphérique du nerf lingual et l'on voit la salive s'écouler abondamment tout comme à l'état normal. La même expérience est renouvelée à plusieurs reprises, et toujours les résultats sont les mêmes. L'animal est sacrifié au bout d'une demi-heure.

Exp. 18. — Chienne tuée en deux heures avec 30 cent. d'émétine; section du nerf lingual; canule dans le canal de Warthon; recherche de l'émétine dans la salive recueillie au moyen du réactif de Valser.

Chienne de taille moyenne, très-vigoureuse; à 4 h. 45, l'on introduit une canule dans le canal de Wharton. Section du lingual au-dessus de la branche qui va à la glande. Quand l'on électrise le nerf lingual, la salive coule abondamment.

L'on traite alors la salive que l'on a recueillie par le réactif de Valser, et l'on n'obtient pas de précipité; l'on ajoute alors au même liquide quelques gouttes de la solution d'émétine au 20e, et aussitôt il se produit un précipité abondant, caillebоté. En traitant le même liquide par le réactif de Pander (acide sulfurique contenant de l'acide malybdique), l'on n'obtient pas de coloration rouge, mais seulement une légère teinte verdâtre.

5 h. Injection sous-cutanée de 15 centig. d'émétine. L'animal est très-agité.

5 h. 25. Nouvelle électrisation du nerf lingual, la salive coule abondamment, tout comme à l'état normal. Cette salive, traitée par le réactif de Valser, donne un très-léger nuage blanchâtre qui pourrait donner à croire qu'une très-légère quantité d'émétine s'élimine par les glandes sali-

vaires, ainsi que l'avait pensé déjà M. d'Ornellas, mais sans le démontrer par le réactif de Pander, nous n'obtenons rien.

5 h. 35. Nouvelle injection de 15 centig. d'émétine.

5 h. 50. Nouvelle prise de salive, aussi abondante par la galvanisation du lingual. Cette salive traitée par le réactif de Valser, donne un précipité beaucoup plus abondant.

6 h. 5. Salive traitée par le même moyen, même résultat. L'animal, qui était très-agité, commence à se calmer.

6 h. 10. L'animal est détaché, il semble peu fatigué ; aussitôt il se met à vomir abondamment.

6 h. 15. L'animal continue à avoir des efforts de vomissement, mais vomit très-peu, son estomac étant vide. Il se couche après avoir paru un peu fatigué et agité. Il fait de violents efforts de vomissement, et en présence d'efforts aussi considérables, l'on peut admettre qu'il existe de véritables contractions tétaniques de l'estomac. Il se couche, se lève, cherchant un point d'appui pour vomir.

6 h. 30. L'animal s'affaisse par terre et meurt sans convulsion aucune. Immédiatement après la mort, l'on ouvre l'abdomen sur la ligne médiane, pour recueillir l'urine contenue dans la vessie ; cette urine, traitée par le réactif de Valser, ne donne aucun précipité. A l'autopsie l'on trouve l'estomac rempli de matières alimentaires, ce qui est en contradiction avec les efforts inutiles que l'animal a faits pour vomir. Congestion de la muqueuse au duodénum, et légère autre congestion de l'estomac ; les poumons peu congestionnés ; rien d'extraordinaire dans la muqueuse de l'intestin, rien dans les autres organes.

Les deux expériences précédentes ont un grand intérêt, et à plusieurs points de vue, surtout celle qui nous est personnelle, et dans laquelle nous faisons voir non-seulement que l'émétine ne supprime pas les sécrétions, mais de plus, nous prouvons, ce que n'avait fait que supposer M. d'Ornellas, à savoir : que l'émétine s'élimine en partie par la sécrétion salivaire.

Nous avons donc ainsi démontré : 1° que l'émétine ne fait pas contracter les vaisseaux des grenouilles ; 2° qu'elle n'agit pas pour diminuer les sécrétions, et par conséquent qu'elle ne fait pas contracter les vaisseaux des glandes.

Nous avons voulu compléter cette étude par une dernière expérience, qui peut démontrer qu'elle n'agit nullement sur l'ensemble du système vaso-moteur et que, de plus, si elle fait contracter quelques vaisseaux, ce dont nous doutons, il faut que ses départements soient bien petits, puisqu'au lieu d'augmenter la tension dans le système artériel, comme cela aurait lieu si elle faisait contracter un certain nombre de petites artères, elle produit, au contraire, une diminution de chaleur dans la colonne mercurielle de l'hémo-dynamomètre ; voici notre expérience :

Exp. 19. — Curarisation, injection d'émétine, diminution de la pression vasculaire (pl., fig. 1, 2 et 3).

Chien de moyenne taille. A 2 h. 50, injection dans le tissu cellulaire sous-cutané, de 14 centig. de curare. (La dose de curare a été très-considérable, mais cela tient à ce que nous employions un curare de mauvaise qualité, et que nous savions parfaitement que cette dose était suffisante pour produire la paralysie des nerfs de la vie de relation, mais qu'elle ne pourrait pas tuer les nerfs de la vie organique).

Je fais alors la trachéotomie, et à 3 h. 15, l'animal étant complètement pris, l'on commence la respiration artificielle. Au même moment, l'on prend le tracé n° 1 (fig. 1), qui représente la tension normale du chien avant l'injection d'émétine. Cette tension est de 13 cent. de mercure ; le pouls est irrégulier, et dans la longueur du tracé l'on compte 23 pulsations.

3 h. 20. Injection sous-cutanée de 5 centig. d'émétine.

3 h. 55. Après avoir eu soin de bien nettoyer les canules, je prends le tracé n° 2 (fig. 2). A ce moment la pression n'est plus que de 12 cent. de mercure ; le pouls est moins large, mais il est beaucoup plus fréquent, puisqu'on compte dans la même longueur 34 pulsations.

3 h. 57. Nouvelle injection de 30 centig. d'émétine.

4 h. 35. Après avoir pris toutes les précautions nécessaires, tracé. n° 3 (fig. 3), le pouls est beaucoup moins ample encore, et la pression n'est plus que de 10 cent. et demi ; l'on compte 45 pulsations dans la longueur du tracé.

A ce moment l'on cesse la respiration artificielle et l'on constate une légère rougeur de la muqueuse gastro-intestinale.

Ainsi, l'émétine diminue la pression vasculaire et l'on conçoit dès lors qu'elle accélère le pouls, comme cela a lieu toutes les fois que la tension est diminuée dans les artères. Est-ce à dire pour cela qu'elle dilate les petits vaisseaux ? Nous croyons au contraire pouvoir attribuer cet effet à une diminution de la force cardiaque, mais aussi nous pouvons dire qu'elle ne fait pas contracter les petits vaisseaux, puisqu'elle ne contre-balance pas la diminution de la puissance de contraction du cœur.

De tout ce que nous avons dit jusqu'ici de l'action de l'émétine sur les vaisseaux, nous croyons donc pouvoir conclure, ce que n'avait pas fait M. Chouppe, que : son action vaso-motrice est nulle ; il nous resterait les observations où nous avons constaté une pâleur notable de la muqueuse intestinale, eh bien, nous croyons que ces faits sont susceptibles d'une tout autre interpétation, comme nous allons le montrer.

II. Action substitutive.

La pâleur de la muqueuse de l'intestin pourrait s'expliquer de la manière suivante : c'est que, au moment ou l'émétine s'élimine, elle produit par l'action irritative locale, des contractions des petits vaisseaux, contractions qui produisent une anémie passagère, et qui n'est que le premier degré des différentes lésions que nous allons étudier.

1° Intoxication rapide.

Quand on empoisonne un chien en quelques heures par de petites doses répétées d'émétine, l'on constate déjà une rougeur évidente de l'intestin, rougeur d'autant plus prononcée, que le temps qui s'est écoulé entre l'injection et la mort a été plus long.

Exp. 20. Injection répétée de petites doses d'émétine, mort en deux heures, rougeur de la muqueuse intestinale.

Chien de petite taille. 9 h. 45, injection sous-cutanée de 5 centig. d'émétine.

10 h., 10 h. 15, 10 h. 20, 10 h. 25, 10 h. 30, 10 h. 40. L'on répéte la même injection. 10 h. 45, injection de 10 centig. Pendant tout ce temps, l'animal n'a pas vomi.

10 h. 45. Tremblements.

10 h. 50. Agitation. L'animal ne peut plus se tenir debout ; il fléchit sur son train antérieur et tombe la tête en avant quand on le soulève.

11 h. Grande agitation, l'animal est très-affaibli.

11 h. 20. Mort.

A l'autopsie, faite aussitôt après la mort, l'on constate une rougeur notable de la muqueuse gastro-intestinale ; rien dans les autres viscères.

Exp. 21. — Chien de taille moyenne, tué en vingt-quatre heures par des injections répétées de petites doses d'émétine.

2 h. 40. Injection d'émétine, 0 gr. 05 c.

3 h. 10. Vomissements. Même injection.

3 h. 40. N'a pas vomi de nouveau. Même injection.

5 h. Pas de vomissements, l'animal est reconduit dans les cours.

Le lendemain. N'a eu ni vomissements, ni selles. Trouvé mort le matin.

Nécropsie. Rougeur vive de toute la première moitié de l'intestin grêle avec ecchymoses.

Le reste de cet intestin est sain. Dans le gros intestin, la muqueuse est ecchymosée par places. Dans l'estomac, rougeur avec ecchymoses, surtout au niveau de la petite courbure.

Rien dans les autres organes.

Une partie de la muqueuse du duodénum est conservée.

L'examen histologique de cette muqueuse a été fait et nous a donné les résultats suivants, tous les vaisseaux sont gorgés de sang très-dilaté ; l'épithélium des glandes est devenu granuleux, et remplit en grandes parties leurs canaux excréteurs ; c'est là, au minimum, la lésion que nous retrouvons plus tard dans des intoxications chroniques.

2° INTOXICATION CHRONIQUE.

Avant de produire des intoxications chroniques, nous avons voulu répéter une expérience tout à fait comparative à ce que l'on fait par les lavements d'ipéca.

Exp. 22. — Lavements d'ipéca chez un chien; examen de la muqueuse gastro-intestinale.

3 h. 50. Chien de moyenne taille. On donne un lavement composé de la décoction de racine d'ipéca dans 50 grammes de véhicule.

4 h. Vomissement.

5 h. L'animal n'éprouve rien, il est reconduit dans la cour. Le lendemain, l'animal n'a éprouvé aucun malaise, il a bien mangé. A 5 h. un quart, on lui redonne le même lavement.

Le troisième jour, aucun accident, même lavement.

Le quatrième jour, l'animal n'éprouve rien ; on le tue par la section du bulbe. A l'ouverture du cadavre, on ne trouve qu'une très-légère injection de la muqueuse intestinale, injection qui devient, du reste, un peu plus prononcée, à mesure que l'on approche davantage de l'anus.

Si nous repassons maintenant à l'étude des véritables lésions chroniques de l'intestin produites par l'émétine, nous constaterons que l'intensité des lésions et leur profondeur dépendent moins des doses du médicament que de la durée plus ou moins prolongée pendant laquelle il a été administré. C'est qu'en effet cela tient à plusieurs causes, d'une part à ce que des doses trop fortes tuent trop rapidement l'animal par leur action sur le système nerveux central, d'autre part à ce que des petites doses, pouvant être supportées pendant plus longtemps, produisent une irritation plus manifestement chronique de la muqueuse et par conséquent des lésions plus profondes.

Nous commencerons cette exposition des altérations chroniques en rapportant deux longues expériences, peut-être trop longues, de M. D'Ornellas car elles sont chargées de détails minutieux, qui loin de les rendre plus claires, les rendent parfois beaucoup plus obscures ; mais du moment où nous empruntons quelque chose à un auteur nous avons voulu l'emprunter complètement, de manière que l'on ne put pas nous accuser de citations incomplètes.

Exp. 22 *bis* (d'Ornellas). — Chien tué en trois jours et demi par une injection sous-cutanée de 6 cent. d'émétine, gastro-entérite manifeste. A l'autopsie, hépatisation pulmonaire ; cœur et gros vaisseaux dilatés par du sang noir, ainsi que vaisseaux moyens et petits ; muqueuse gastro-intestinale injectée ; foie légèrement altéré.

6 février 1872. Chien roquet de moyenne taille, mâle, jeune, à dents fleurs de lis.

3 h. 10. P. M. C. 80, R. 11, TR. 39°, 8.

3 h. 33. Injection de 6 centigr. d'émétine, solution N, au cinquantième. Immédiatement le chien se pourlèche et renifle.

3 h. 40. L'animal tremble et a l'air inquiet.

4 h. 2. L'animal a deux vomissements abondants, iucolores, glaireux, écumeux.

4 h. 6. Nouveau vomissement, où l'on trouve un ascaride.

4 h. 16. Cœur très-difficile à compter, tantôt à battements rapides, tantôt plus lents, et cela dans le même minute. Pupilles très-larges. Une taie sur la cornée gauche.

4 h. 20. R. 12, TR. 29°2.

4 h. 37. L'animal s'est enfui pour avoir une selle.

7 février. 2 h. 40 P. m. Le chien est triste et blotti dans un coin de sa niche. Il a vomi deux fois, et dans les matières se trouvent plusieurs ascarides. Il ne paraît pas avoir eu de selle diarrhéique pendant la nuit au moins.

3 h. C. 86, R. 12, TR. 39°, 8.

8. Même état général. Deux vomissements bilieux pendant la nuit.

3 h. Cœur à battements très-faibles, imperceptibles; pouls fémoral, 134, R. 11, TR. 39°, 8.

9 février. 2 h. 35. P. M., 15; TR., 39,8; pouls fémoral, 140.

Animal triste, amaigri, perdant abondamment son poil, ne mangeant pas et restant couché. Ses yeux sont chassieux.

10. Ce matin le chien est trouvé mort dans sa niche.

2 h. 30. Rigidité cadavérique très-prononcée à l'autopsie; le poumon gauche est congestionné et comme ecchymotique, d'une coloration rouge lavée, sale, crépitant à la pression. Au poumon droit il y a de la pneumonie lobaire presque généralisée; seule la partie inférieure de ce poumon n'est pas hépatisée; mais hépatisation rouge du lobe moyen complet et même hépatisation dans le lobe supérieur en avant. Le lobe moyen du poumon, mis dans l'eau, s'enfonce immédiatement. Nous disons que le lobe inférieur n'est pas touché; en effet, il n'y apparaît qu'un peu de congestion à sa partie antérieure. Trachée saine, de même que les grosses bronches. Œsophage normal, mais sa muqueuse est un peu colorée en jaune par de la bile. Grosses veines du cœur gorgées de sang. Cœur gros; caillots noirs remplissant complétement l'oreillette et le ventricule droits et l'oreillette gauche, de même que l'artère et les veines pulmonaires. Plèvre, rien. Pancréas un peu rouges. Rate, rien. Foie rouge, congestionné. Vésicule biliaire remplie de bile très-épaisse. Reins gorgés de sang, congestionnés. Intestins très-rouges et injectés par placards du côté de la face péritonéale. Ganglions mésentériques gros et rouges. L'intestin tout entier est vide et contient une matière jaunâtre. Gros intestin offre une injection fine au niveau des plis de la muqueuse. Iléon, jéjunum, duodénum, offrant une injection fine, qui va en augmentant à mesure que l'on s'approche de l'estomac. Les plaques de Peyer sont saines, excepté une qui est gonflée. C'est au commencement du jéjunum que l'injection devient des plus prononcées; il y a là une entérite des plus évidentes. Au duodénum, l'injection est très-forte et laisse voir comme déprimées des glandes saines, l'ensemble offrant l'aspect de glandes ulcérées. Estomac rempli de liquide brun, fortement coloré par la bile. Dans le grand cul-de-sac, peu de chose; seulement des vaisseaux dilatés et une partie de la muqueuse déjà digérée. Dans le petit cul-de-sac, une grande plaque d'injection avec la muqueuse gonflée; c'est encore de l'inflammation. Cerveau injecté à sa surface, les veines gorgées de sang. La substance

médulaire n'offre rien à noter. Rien au cervelet, ni au bulbe. Vessie demi-pleine. Urine recueillie dans la vessie *post mortem*, trouble, rougeâtre, en petite quantité, ne s'éclaircissant pas par la chaleur, ni par l'acide acétique après l'action de la chaleur; pas de décoloration par la liqueur de Fehling; celle-ci noircit considérablement. L'urine ne devient pas transparente quand on y ajoute de l'acide nitrique en petite quantité. Si celle-ci est en excès, toute la masse prend une coloration verte foncée. Au bout d'une minute, le liquide se divise en deux couches : l'une supérieure, de beaucoup la plus épaisse, est verte; l'autre inférieure, augmentant graduellement d'épaisseur, de couleur rouge orangé. Après cinq minutes, toute la masse est rouge. Urine légèrement acide. Au microscope, on trouve l'urine remplie de spermatozoïdes morts en quantités innombrables; larges lambeaux d'épithélium pavimenteux, cellules polygonales granuleuses à noyau très-réfringent; quelques cellules paraissant remplies de granulations pigmentaire. Çà et là, quelques fines granulations très-réfringentes. Cristaux de cholestérine. Ligature ayant porté entre la prostate et la vessie, au niveau du col.

Foie : au microscope, un grand nombre de cellules hépatiques sont remplies de granulations réfringentes, mais la plupart ne sont que peu altérées; elles sont légèrement granuleuses. Globules sanguins, au microscope, normaux.

Exp. 23 (d'Ornellas). — Chienne tuée en onze jours et demi par l'ingestion dans l'estomac de 50 cent. d'émétine; beaucoup de vomissements; pas de diarrhée, excepté la veille de la mort; circulation accélérée; respiration non changée; température diminuée d'abord et augmentée ensuite progressivement. A l'autopsie, cœur et vaisseaux remplis de sang noir; congestion de tous les viscères; divers foyers d'hépatisation dans les poumons; ulcères dans la bouche; estomac injecté; intestin grêle très-injecté; gros intestin moins injecté; rectum très-injecté et ulcéré; on ne peut pas constater la présence de l'émétine dans le foie.

4 mars. Chienne adulte précédente dans un état satisfaisant, quoique maigre et perdant son poil.

3 h. 10. P. m. C. 84, P. 89, R. 19, T. R. 39°,2, à jeun. Pouls intermittent; il manque un pulsation sur cinq ou six.

3 h. 30. L'animal avale deux boulettes contenant ensemble 35 centigrammes d'émétine en poudre.

3 h. 37. Encore deux boulettes de foie de porc avec la même dose, c'est-à-dire 25 centigrammes d'émétine.

4 h. L'animal, qui a pris en tout 50 centigrammes d'émétine, se pourlèche; il a des borborygmes et des frissons, et il est très-inquiet. C. 98, P. 96, R. 21, T. R. 39°.

4 h. 3. La chienne vomit deux fois, d'abord des aliments mous, puis liquéfiés.

4 h. 15. L'animal vomit de nouveau deux fois des matières en partie écumeuses, filantes et en partie liquides. Il se frotte le museau sur le paillasson tout autour des matières des seconds vomissements, comme s'il se nettoyait pour mieux flairer.

4 h. 25. Il vomit deux fois, avec pas mal d'efforts, des matières muqueuses et écumeuses.

4 h. 30. L'animal fait le cercle autour des matières vomies en se frottant le museau sur le paillasson et en flairant. Il se couche comme s'il était fatigué.

4 h. 35. Nouveau vomissent écumeux.

4 h. 45. Nouveau vomissement aussi abondant et très-écumeux, plus blanc que le précédent. L'animal refuse à boire et à manger.

5 h. 4, Deux vomissements très-écumeux et très-blancs.

5 h. 6. L'animal boit passablement.

5 h. 12. Il boit de nouveau.

5 h. 15. La chienne vomit pour la septième fois beaucoup d'eau claire avec de l'écume, le tout ressemblant à du blanc d'œuf battu.

5 h. 25. Frissons. C. 90, P. 82, R. 18, T. H. 38°,8.

5 h. 37. La chienne boit encore assez abondamment.

5 h. 45. Elle ne vomit pas et est enfermée dans un chenil propre, où elle reste seule.

4 mars. 10 h. 30, a. m. Elle n'a pas mangé le foie de porc qu'on lui avait laissé. Elle a vomi quatre fois depuis hier soir 6 heures. Les vomissements sont aqueux, écumeux, en partie clairs et transparents, en partie blancs opaques; un seul fait exception et se trouve teint en jaune vert comme par de la bile. La chienne n'a pas eu de diarrhée. Au sortir de son chenil, elle a cependant une évacuation extrêmement dure, sèche, pulvérulente, d'un jaune grisâtre, et boit avec empressement. R. 18, P. 120, C. 112 à 120, T. R. 38°6.

6. Etat satisfaisant. animal amaigri, perdant le poil, et bavant un peu.

C. 88, P. 86, R. 18, T. R. 39°25. Sur l'asphalte de la cour, j'ai trouvé des matières écumeuses en trois places distinctes qui ressemblent à celles vomies précédemment. L'animal est enfermé de nouveau dans une niche.

7 mars. Pas de vomissement ni d'évacuation. L'animal n'a pas mangé, car ses aliments sont intacts.

10 h. C. 102, P. 100, R. 19, T. R. 39,5. L'animal vient de faire une selle moulée molle. Il bave un liquide blanc, filant, écumeux.

8. 3 h. 40. L'animal est triste, il a perdu son entrain ; il a cependant mangé un peu ; nonobstant il a la peau brûlante, il bave beaucoup et perd son poil abondamment. C. 142, P. 136, R. 20, T. R. 40,6.

9. L'animal a mangé un peu et se trouve très-abattu; il tousse beaucoup et ne bave pas moins. P. 144, R. 20, T. R. 40,6.

11. L'animal a le râle trachéal; il est mourant et n'a pas mangé depuis samedi; cependant il n'a plus de diarrhée ni de vomissement. P. 106, R. 65, T. R. 38,4.

5 h. 15. L'animal a une diarrhée muqueuse et bilieuse, sanguinolente comme dans la dysentérie, mais pas de ténesme.

12. L'animal est mort dans la nuit, froid et dans la rigidité cadavérique. Nouvelle selle sanguinolente assez abondante, formant une mare de sang dans laquelle l'animal est étendu.

9 h. 40, *Autopsie*. Les muscles du thorax et du tronc sont d'un rouge noirâtre.

Poumons. — Le gauche présente au lobe moyen beaucoup de petits foyers d'hépatisation rouge, lesquels excisés et jetés dans l'eau vont au fond et y restent ; mais les lobes supérieur et inférieur sont presque sains et offrent à peine quelques petits points ecchymotiques. Quant au poumon droit, plus des deux tiers de son lobe moyen sont hépatisés en rouge et en masse et tombent rapidement au fond de l'eau, mais ses lobes supérieur et inférieur sont parfaitement sains. La trachée et les bronches sont saines, légèrement injectées çà et là. D'ailleurs, tous les viscères, de même que les muscles, sont très-congestionnés, gorgés de sang noir et encore tièdes. Cœur arrêté en diastole ; les cavités droites remplies d'énormes caillots de sang noir, dont le centre est décoloré; les cavités gauches remplies aussi de sang noir coagulé. Endocarde et péricarde très-sains.

Bouche. —La langue offre près du raphé trois petites ulcérations ovales à fond grisâtre, et la muqueuse des gencives offre aussi dix ulcérations des deux côtés et au niveau des dents. Ces ulcérations, isolées les unes des autres, existent probablement depuis que l'animal s'est mis à baver et sont le résultat d'une stomatite venue à la suite de l'entérite. Pharynx, œsophage sains. Cardia légèrement injecté; estomac contenant environ 60 grammes d'un liquide clair verdâtre. Sa muqueuse est saine au niveau du grand cul-de-sac, mais injectée, très-rouge, au niveau même de l'orifice.

Intestins. — Au duodénum, l'injection venant du pylore s'y continue dans l'étendue de 5 à 6 centimètres. A partir de ce point, la muqueuse intestinale devient d'une épaisseur considérable, comme si l'intestin avait subi une dégénérescence graisseuse, et les points d'injection commencent à être isolés, grands, ronds, comme des pièces de monnaie et assez nombreux; ces points se présentent de même dans le jujénum et l'iléon. Les plaques de Peyer sont saines, quoique enfoncées dans cette muqueuse épaisse, et ayant pour cela un faux aspect d'ulcères. Gros intestin injecté çà et là légèrement. Appendice iléo-cæcal offrant sa muqueuse d'un aspect lardacé et très-injectée, d'un rouge noir. De même, le rectum présente aux bords libres des plis longitudinaux, des ecchymoses, ce qui donne à la muqueuse l'aspect d'une étoffe striée de rouge foncé, dans le sens de la longueur, et cela tranche avec le reste de l'intestin, tellement c'est prononcé. Notons aussi qu'il existe dans la partie inférieure du rectum deux ulcères grands comme des haricots flageolets et disposés en cercles et que l'aspect rouge foncé et noirâtre de la muqueuse du rectum, ainsi que de l'appendice iléo-cæcal, tranche avec celui de la dernière portion de l'intestin grêle, dont la muqueuse est parfaitement saine dans l'étendue de 12 centimètres.

Nous avons trouvé un paquet de lombrics dans le jéjunum. Reins congestionnés, mais sains dans les deux substances corticale et médullaire. Foie et rate recueillis et mis dans un bocal sont portés à M. le Dr Méhu, pharmacien en chef de l'hôpital Necker, dans le but d'y rechercher l'émétine.

« Voici, m'écrit le Dr Mehu, la marche que j'ai suivie pour obtenir sous une forme très-concentrée les parties solubles des organes du chien empoisonné par l'émétine. Le foie sur lequel j'ai opéré était friable, gorgé de sang coloré, inégalement en rouge foncé, brun pourpre, plus ou moins violacé. Sa friabilité est en rapport avec le degré de son état de congestion. La rate paraît peu augmentée de volume, mais des taches violacées d'un brun foncé, montrent son état de congestion. Ces organes ont été tout d'abord bien divisés à l'aide d'un scalpel et de ciseaux, puis écrasés dans la main, enfin, à l'aide d'un pilon de porcelaine. Cela fait, je l'ai mis dans un matras de verre avec assez d'alcool concentré pour les recouvrir ; j'ai laissé macérer à froid pendant six heures (pour deux autres chiens, huit et même douze heures), puis j'ai fait digérer à chaud, au bain-marie, jusqu'à l'ébullition du liquide, que j'ai filtré bouillant.

« Le résidu de l'opération a été repris deux fois de suite par un égal volume d'alcool, et les liquides ont été filtrés encore très-chauds. Tous ces liquides alcooliques sont concentrés au bain-marie et réduits à un petit volume. Mais ce premier extrait est trop volumineux pour qu'on puisse l'injecter. Pour mieux le dépouiller des matières albumineuses qu'il renferme encore, j'ai ajouté quelques gouttes d'acide acétique qui le rendent sensiblement acide ; puis j'ai traité cet extrait par une grande quantité d'alcool. Il se dépose des sels minéraux, des matières albuminoïdes que je reçois sur un filtre, je lave ce dépôt avec de l'alcool concentré, puis j'évapore le liquide alcoolique, qui me donne un deuxième extrait plus concentré. Ce deuxième extrait est repris à son tour par de l'acool très-concentré ; le liquide filtré, ramené par l'évaporation au bain-marie en consistance sirupeuse, n'occupe plus qu'un petit volume. C'est cet extrait qui sera injecté.

Exp. 24. — Chien tué en deux jours par trois injections de 25 milligr. d'émétine faites à 24 heures de distance ; lésion profonde de la muqueuse intestinale.

Chien de moyenne taille, à 3 heures 45, injection sous-cutanée de 25 milligr. d'émétine dans le tissu cellulaire du dos.

5 heures. Pas de vomissements, aucun effet.

Deuxième jour, l'animal n'a éprouvé aucun accident depuis hier.

4 h. Injection de 25 milligr. d'émétine.

4 h. 50. L'animal vomit.

5 h. Deuxième vomissement.

5 h. 15. L'animal est pris de tremblements.

5 h. 20. Les tremblements ont cessé, on le reconduit dans la cour.

Troisième jour, l'animal va bien.

3 h. 40. Nouvelle injection sous-cutanée de 25 milligr. d'émétine.

4 h. 05. Premier vomissement.

Jusqu'à 5 heures 30, l'animal vomit au moins dix fois; après avoir semblé très-affaibli, il se remet peu à peu; il est reconduit dans la cour

Le quatrième jour, l'animal est très-affaibli, reste constamment couché; ne vomit plus.

Le cinquième jour, il est trouvé mort dans la cour.

A l'autopsie, rougeur très-vive de la muqueuse gastro-intestinale dans toute son étendue; cependant le maximum des lésions se trouve dans les quatre premiers cinquièmes de la muqueuse de l'intestin grêle; à ce niveau, il existe de véritables ecchymoses qui occupent toute l'épaisseur du tissu cellulaire sous-muqueux; dans le gros intestin et dans l'estomac, au contraire, il y a seulement de la rougeur sans ecchymoses.

Au microscope, l'on trouve les lésions que nous avons signalées précédemment, mais de plus l'on constate que l'épithélium glandulaire est bien plus granuleux et que la muqueuse est le siége d'une véritable inflammation avec prolifération des éléments.

Exp. 25. — Chienne tuée en cinq jours par 25 centigr. d'émétine donnée en plusieurs doses.

Chienne de moyenne taille, bien portante :

10 h. Injection sous-cutanée de 10 centigr. d'émétine, solution citrique au 20e.

11 h. L'animal a quelques nausées.

11 h. 15. La chienne a 3 vomissements répétés et très-abondants. Écartement des membres postérieurs, ce qui indique une faiblesse, mais non une paralysie marquée; légère dépression des muscles respirateurs.

Deuxième jour, 2 h. 25. R. = 20; P. = 108; T. R. = 38°6. Pupilles dilatées, l'animal sort de la niche dans laquelle il est enfermé depuis la veille sans que l'on trouve dans celle-ci aucune trace de matière fécale ni diarrhée; sorti de la cour, il urine abondamment; quelques instants après, il a une selle plutôt dure que molle et mêlée d'un peu de sang.

Troisième jour, température rectale = 38°8. P. = 118; R = 18; l'animal n'a mangé que très-peu, il semble moins fatigué que la veille et n'a eu ni diarrhée ni vomissement.

Quatrième jour. L'animal se porte bien, il a eu une selle régulière et abondante, il a bien mangé; R = 16; P. = 90; T. R. = 38°2. Injection sous-cutanée à onze heures de 5 centigr. d'émétine.

Cinquième jour. Des traces de vomissement ont été trouvées dans sa niche, ce matin il a eu une selle normale; température rectale plutôt augmentée; respiration et circulation sans changement.

11 h. Injection de 5 centigr. d'émétine.

11 h. 23. Vomissement abondant.

11 h. 25. Second vomissement.

6 h. 15 soir. L'animal est reconduit dans sa niche.

Sixième jour. L'animal est trouvé mort.

Autopsie faite cinq heures après la mort. Toute la muqueuse gastro-intestinale est excessivement congestionnée, d'un rouge très-foncé avec de nombreuses ecchymoses dans cette muqueuse; dans la première moitié du gros intestin, ces ecchymoses sont peu marquées, et dans la fin de la seconde moitié c'est à peine si on en trouve quelques-unes.

Le foie est un peu gros et légèrement graisseux; le cœur est gras, un peu dilaté; les poumons sont très-congestionnés, ils présentent même quelques ecchymoses mais sans hépatisation.

L'examen de la bile par le réactif de Valser, ne donne pas de précipité, il en est de même pour l'extrait alcoolique du contenu de l'estomac.

Exp. 26. — Chien tué en trois jours par des injections sous-cutanées d'émétine répétées chaque jour.

Chien de petite taille; à 4 h. 10, injection sous-cutanée de 5 centig. d'émétine.

4 h. 20. Même injection.

5 h. 10. L'animal vomit à plusieurs reprises.

Deuxième jour. Injection de 5 centig. Conduit immédiatement dans la cour, il vomit une demi-heure plus tard. A six heures il est très-affaibli et meurt dans la nuit.

A l'autopsie, la muqueuse gastro-intestinale est très-injectée dans toute son étendue ; cependant le maximum des lésions se trouve dans l'estomac et dans l'intestin grêle. Au niveau de la valvule les lésions commencent à demeurer et elles sont beaucoup moins marquées dans le gros intestin.

Exp. 27. — Chien tué en onze jours par des injections sous-cutanées d'émétine quotidiennes d'abord de 1 cent. d'émétine pendant les huit premiers jours, puis de 2 cent.; rougeur avec ecchymoses de tout l'intestin grêle ; ulcération du gros intestin.

Chien robuste de forte taille.

Premier jour. Injection sous-cutanée de 1 centig. d'émétine.

Deuxième jour. L'animal va bien, même injection.

Troisième jour. Même état, même injection.

Quatrième jour. Même état, pas d'injection.

Cinquième jour. L'animal va bien, même injection.

Sixième jour. Même état, même injection.

Septième jour. Même état, même injection.

Huitième jour. Même état, même injection.

Neuvième jour. Etat excellent, injection de 2 centig. d'émétine.

Dixième jour. Toujours bon état, nouvelle injection de 2 centig.

Onzième jour. Etat satisfaisant quoique l'animal ait un peu maigri, injection de 2 centig. Une heure après l'injection, l'animal commence à s'affaiblir, reste couché, meurt dans la nuit.

A la nécropsie, je trouve les altérations suivantes : 1° dans l'estomac, rougeur avec ecchymoses de toute la muqueuse. Dans l'intestin grêle et dans le gros intestin, rougeur ecchymotique généralisée, au milieu de laquelle sont disséminées de nombreuses ulcérations arrondies, comme taillées à l'emporte-pièce; au microscope, l'on reconnaît que ces ulcérations siégent au niveau de l'orifice des glandes, dont l'épithélium est très-granuleux et a subi la dégénérescence caséeuse. Autour de ces ulcérations, toute l'épaisseur des parois est infiltrée de leucocytes.

Le foie est le siége d'une congestion assez vive, qui rappelle l'état muscade que l'on trouve dans les affections du cœur.

Les poumons sont très-vivement congestionnés et présentent par place d'assez fortes ecchymoses; les autres organes sont sains.

Que résulte-t-il de toutes ces observations? C'est qu'ainsi

que nous le disions précédemment, il se produit du côté de la muqueuse digestive des lésions profondes qui semblent avoir leur point de départ dans les glandes elles-mêmes; nous tenions à bien établir l'existence de ces lésions; nous croyons l'avoir fait d'une manière irréfutable par l'examen attentif des expériences que l'on vient de lire. Ainsi, des doses qui par elles-mêmes ne seraient pas mortelles, le deviennent pour peu qu'elles soient répétées pendant un nombre de jours plus ou moins prolongé; le nombre de jours variera, on le comprend, et avec la dose et avec la force de résistance de l'animal; c'est là un point très-important à établir en thérapeutique, car il nous montre, que quelque petite que soit la quantité d'émétine absorbée par les lavements, il faudra toujours surveiller le malade et suspendre la médication dès les premiers symptômes d'entérite.

3° ÉTUDE SUR LE VOMISSEMENT PRODUIT PAR L'ÉMÉTINE.

M. d'Ornellas dit, quelque part, qu'une preuve que l'émétine s'élimine par la muqueuse gastro-intestinale, c'est qu'elle ne provoque pas le vomissement quand les deux nerfs vagues sont coupés, et que, d'autre part, le vomissement a lieu plus lentement, quand l'on injecte le médicament sous la peau que quand on l'introduit dans l'estomac. A peu près en même temps Kleimann et Simonowitsh de Zurich, dirent que pour que le vomissement se produise, il faut que la substance vomitive soit mise en contact avec les extrémités nerveuses du nerf pneumogastrique. Ainsi voilà donc une opinion bien formulée, d'une part un vomitif introduit sous la peau ne fait vomir qu'au moment où il s'élimine par la muqueuse gastrique. Mais cette opinion est loin d'être admise par tous les auteurs;

plusieurs physiologistes pensent que les vomitifs peuvent agir par une action directe sur le système nerveux central, très-probablement sur le bulbe rachidien.

M. le professeur Vulpian a fait voir à plusieurs reprises à son cours, dans des séances expérimentales, que les chiens qui avaient les deux pneumogastriques coupés, vomissaient aussi rapidement quand on leur injecte de l'apomorphine sous la peau, que lorsque les deux nerfs sont intacts.

Tel était l'état de la question quand nous avons entrepris de nouvelles recherches sur ce sujet, et nous croyons avoir trouvé des faits nouveaux et intéressants qui ne formeront pas la partie la moins intéressante de notre travail. C'est qu'en effet il était très-important pour nous de savoir si l'émétine fait vomir au moment où elle s'élimine par la muqueuse gastro-intestinale, car s'il en est ainsi, nous avons manifestement une nouvelle preuve de son action possible sur cette muqueuse, qu'elle soit saine ou qu'elle soit primitivement altérée.

Un point important à établir était de savoir au bout de combien de temps une dose vomitive d'émétine introduite dans le tissu cellulaire sous-cutané provoque le vomissement. Nous ne reproduirons ici aucune expérience à ce sujet, car il suffit de se reporter à toutes nos expériences précédentes, et à toutes celles de MM. d'Ornellas et Chouppe pour se convaincre que l'émétine fait vomir environ en une demi-heure ou trois quarts d'heure. Mais il n'en est pas de même pour l'injection de substance active dans les veines, et nous avons cru devoir faire une expérience à ce sujet pour déterminer l'activité de l'action du médicament.

Exp. 28. — Injection de 10 cent. d'émétine dans les veines d'un chien, vomissements répétés et très-abondants au bout de vingt minutes, congestion de la muqueuse gastro-duodénale.

Dans la veine crurale d'un chien de taille moyenne, l'on injecte, à 9 h. 40, 0 gr. 10 centig. d'émétine en solution citrique parfaitement neutre et contenus dans 5 gr. d'eau, c'est-à-dire une solution au 50e. L'animal est détaché immédiatement et laissé libre dans le laboratoire. A *dix heures*, tout à coup et sans avoir paru beaucoup plus triste, il est pris de nausées brusques suivies bientôt de deux vomissements abondants qui se font à deux minutes de distance.

Jusqu'à 11 heures, l'animal est pris de vomissements fréquents, toujours très-abondants; A ce moment il est conduit dans la cour.

A 2 heures du soir, l'animal n'a pas vomi de nouveau, mais il semble très-malade. Il est tué alors par l'introduction d'air dans les veines.

A l'autopsie, l'on trouve la muqueuse gastrique, ainsi que celle du duodénum, vivement congestionnée.

Ces premisses une fois bien établies, il ne nous resterait plus qu'à voir si l'émétine agirait réellement sur les extrémités périphériques des nerfs vagues.

Dans ce but nous avons entrepris trois séries d'expériences. Dans une première série qui se rapprochait beaucoup des expériences faites par M. d'Ornellas, nous avons récherché si l'émétine fait vomir quand les deux nerfs vagues sont coupés, et comme nos expériences ont été confirmatives de celles de cet auteur, nous n'avons pas cru devoir les répéter en grand nombre.

Exp. 29. — Section des deux pneumogastriques sur un chien; injection sous-cutanée d'émétine, pas de vomissements.

3 h. 40. Sur un chien de taille moyenne, je coupe les deux pneumogastriques au cou. Il ne se produit aucune complication d'expérience; l'animal ne vomit pas; à cinq heures, il est conduit dans sa niche.

Le lendemain, l'animal est en bon état, il n'a pas vomi depuis la veille et ne vomit pas spontanément.

4 h. 1/2. Injection sous-cutanée de 0 gr. 05 d'émétine; à 6 heures, l'animal n'a pas vomi. Il est enfermé seul dans une niche et meurt dans la nuit.

A l'autopsie, l'on trouve la muqueuse gastro-intestinale assez vivement congestionnée.

Dans toutes nos expériences avec section des deux nerfs pneumogastriques, nous avons toujours eu la précaution d'attendre, avant de faire l'injection de la substance vomitive, pendant plusieurs heures, de manière que l'on ne puisse pas dire, quand l'animal vomissait, que cela avait lieu sous l'influence de la section.

Exp. 38. — Section des deux pneumogastriques ; injection sous-cutanée d'émétine, pas de vomissements.

Sur un chien de taille moyenne, je coupe à 3 heures 20, les deux pneumo gastriques au cou. Immédiatement après la section, l'animal vomit à plusieurs reprises et assez abondamment; à 5 heures, il ne vomit plus et il est conduit dans la cour.

Le lendemain, l'animal va aussi bien que possible.

4 h. 15. On lui injecte sous la peau, 0 gr. 05 d'émétine.

Jusqu'à 6 heures, l'animal n'a pas vomi, il est enfermé dans une cabane où il est trouvé mort le lendemain matin, et cela sans avoir vomi.

A l'autopsie : rougeur vive de la muqueuse gastro-intestinale.

Nous avons donc obtenu les mêmes résultats que M. d'Ornellas et nous pouvons conclure que les chiens qui ont les deux pneumogastriques coupés ne vomissent pas par les injections sous-cutanées d'émétine. Quant à ce qui est d'admettre, comme cet auteur, qu'alors qu'il se produit des vomissements tardifs l'on peut les attribuer à ce que la conductibilité nerveuse est rétablie par les filets sympathiques, nous croyons que c'est là une interprétation un peu forcée, et qu'il est bien plus rationnel de croire qu'une irritation du bout central dans la plaie est venue provoquer ce phénomène, comme çela se voit chez des animaux qui n'ont subi aucune injection de substance vomitive.

Dans une deuxième série d'expériences, nous avons démontré que les chiens qui avaient les deux pneumogastriques coupés, et qui ne vomissaient pas par les injections sous-cutanées d'émétine, vomissaient, au contraire, très-vite, quand l'on introduisait dans la circulation générale les autres substances vomitives (tartre stibié, apomorphine).

A. *Contre-expériences avec l'apomorphine.*

Exp. 31. — Chien tué en trente heures par l'injection à plusieurs reprises de 48 cent. d'émétine ; section des deux pneumogastriques, pas de vomissements après la section ; pas de vomissements après l'injection d'émétine, au contraire vomissements très-abondants après l'injection d'apomorphine ; autopsie, gastro-entérite; recherche de l'émétine dans les urines et le sang.

1er Chien de taille moyenne, maigre, ne semblant pas très-bien portant.

11 h. Section des deux pneumo-gastriques sans aucune complication d'expérience ; l'animal ne vomit pas.

A 4 heures, l'animal va tout à fait bien; injection de 0 gr. 06 centigr. d'émétine, solution citrique au 20e. Pas de vomissement. L'animal, qui a déjà subi le matin un traumatisme assez considérable, est très-fatigué.

5 h. 5. L'animal n'a pas vomi ; on lui fait une nouvelle injection de 0 gr. 06 centigr. d'émétine. L'animal semble de plus en plus affaibli ; jusqu'à six heures il n'a pas vomi.

2e jour. L'animal n'est pas trop fatigué; renfermé avec soin dans une niche, il n'a pas vomi depuis hier.

2 h. 45. Injection sous-cutanée de 6 centigr. d'émétine.

3 h. 50. L'animal n'a pas vomi. Je lui injecte alors sous la peau du dos 1 centigr. de chlorhydrate d'apomorphine.

3 h. 55, cinq minutes après l'injection d'apomorphine. L'animal commence à vomir et vomit pendant six minutes assez péniblement.

4 h. L'animal se couche; il ne semble pas extrêmement malade; il est fatigué.

4 h. 10. Nouveau vomissement assez pénible qui semble le torturer pendant quelques instants, après quoi il se recouche de nouveau.

4 h. 35. Injection de 5 centigr. d'émétine.

Ici commence une série d'expériences pour arriver à la dose toxique.

4 h. 40. L'animal paraît très-agité ; malgré son agitation, il paraît avoir une paralysie du train postérieur, car il y a des moments où il ne peut plus se tenir sur ses membres postérieurs.

4 h. 45. Il se couche, nous le faisons lever, il reste debout, cherchant à frotter sa plaie contre le pied de la chaise.

4 h. 55. Injection de 5 centigr. d'émétine. L'animal est assoupi et reste couché.

5 h. 5. Injection de 5 centigr. d'émétine.

5 h. 30. Injection de 15 centigr. d'émétine.

5 h. 45. L'animal est tellement affaibli qu'en le levant il ne peut plus se tenir sur ses pattes.

5 h. 50. Ouverture de l'artère crurale, extraction de 60 grammes de sang. Celui-ci, traité par l'alcool et après filtration, donne un précipité par le réactif de Valser.

6 h. L'animal vit encore, mais il se trouve dans une torpeur très-prononcée. A ce moment l'on tue l'animal par l'ouverture du thorax. L'urine, traitée par le réactif de Valser, ne donne pas de précipité.

Autopsie. — Congestion très-prononcée de la muqueuse gastro-intestinale. Les autres organes sont normaux.

Exp. 32. — Section des deux pneumogastriques ; injection d'émétine pas de vomissements ; injection d'apomorphine, vomissements abondants. Gastro-entérite très-prononcée.

3 h. Section des deux pneumo-gastriques sans accidents. Une heure après l'animal ne vomit pas.

4 h. Injection de 10 centigr. d'émétine, solution citrique au 20e. L'animal tremble, il semble fatigué et se couche.

4 h. 15. L'animal est agité, se lève tout à coup, mais ne vomit pas.

4 h. 17. Semble agité de nouveau, se lève, tremble, reste levé. A partir de ce moment, l'on observe des périodes de calme alternant avec des périodes d'agitation.

4 h. 45. L'animal se couche de nouveau, il tremble et respire très-rarement.

5 h. L'animal a une légère nausée, vomit même un peu de glaires.

5 h. 10. Nouvelle injection de 5 centigr. d'émétine. Jusqu'à six heures, l'animal ne vomit pas.

2e jour. 3 h. 30. L'animal n'a pas vomi; sorti de sa niche, il a une selle liquide, et semble très-fatigué ; il n'a rien mangé.

3 h. 40. L'animal a une nouvelle selle liquide et sanguinolente.

3 h. 58. Injection sous-cutanée de 1 centigr. d'apomorphine.

4 h. 4. L'animal vomit abondamment; les vomissements sont liquides.

4 h. 15. Nouveau vomissement liquide, et en même temps une selle sanguinolente et liquide.

4 h. 35. L'animal est très-affaibli et ne peut plus se lever sur ses membres. On remarque chez lui une insensibilité notable.

4 h. 40. Il tombe et reste couché sur le côté avec une respiration extrêmement lente et faible. On le lève et il semble reprendre un peu de force; on le reconduit dans sa niche, il marche jusque là.

Le lendemain matin, l'animal est trouvé mort dans sa niche. A l'autopsie, l'on trouve une gastro-entérite des plus prononcées ; toute la muqueuse gastrique et intestinale est le siége de lésions des plus graves; rougeur et ecchymoses.

Exp. 33. — Section des deux pneumogastriques; injection d'émétine pas de vomissements; injection d'apomorphine ; vomissements répétés.

1er jour. Chienne de moyenne taille.

2 h. Section des deux pneumo-gastriques sans complications.

2e jour. L'animal va bien et n'a pas vomi.

4 h. 40. Injection sous-cutanée de 4 centigr. d'émétine.

5 h. 40. L'animal ne vomit pas.

3e jour. L'animal n'a pas vomi dans la nuit; il va bien.

3 h. 45. Injection de 5 centigr. d'émétine.

5 h. L'animal ne vomit pas ; injection de 0 gr. 01 centi. de chlorhydrate d'apomorphine.

5 h. 30. Vomissements répétés.

L'animal est sacrifié et à l'autopsie l'on constate des traces évidentes de gastro-entérite.

B. *Contre-expériences avec le tartre stibié.*

Exp. 34. — Section des deux pneumogastriques ; injection sous cutanée d'émétine ; pas de vomissements, injection intra-veineuse de tartre stibié, vomissements répétés.

Chien de moyenne taille.

10 h. du matin. Section des deux pneumo-gastriques sans accidents.

3 h. 40. Injection sous-cutanée de 0 gr. 05 centi. d'émétine.

5 h. 20. Pas de vomissements.

5 h. 23. Injection dans la veine crurale de 20 centi. de tartre stibié. Des recherches antérieures nous ayant démontré que c'était-là une dose nécessaire.)

5 h. 30. Vomissements répétés qui durent jusqu'à 6 heures.

Le lendemain l'animal est mort, l'autopsie n'a pas été faite.

Exp. 35. — Injection intra-veineuse d'émétine après section des deux pneumogastriques, pas de vomissements. Injection de tartre stibié, vomissements abondants.

A 2 h. du soir, sur un chien de moyenne taille, l'on coupe les deux pneumo-gastriques au cou. Aucune complication d'expérience, l'animal ne vomit pas.

Le lendemain matin l'animal va très-bien.

9 h. 50. Injection dans la veine crurale de 5 centigr. d'émétine, solution citrique au 100e parfaitement neutralisée.

11 h. 15. Aucun effet.

11 h. 20. Injection dans l'autre veine crurale de 20 centigr. de tartre stibié, solution au 20e.

11 h. 25. Nausées.

11 h. 28. Vomissements répétés et abondants.

L'animal est sacrifié. Une heure plus tard, à l'autopsie, l'on ne trouve aucune lésion viscérale.

Dans les observations précédentes, nous avons fait voir d'une manière indiscutable, que quand l'émétine était introduite dans la circulation générale, elle n'agissait pas sur le bulbe rachidien pour produire le vomissement ; pour que la démonstration soit complète, il nous restait à faire voir qu'elle ne produit pas non plus le vomissement quand elle est portée directement dans la circulation cérébrale, c'est ce que nous avons fait dans l'expérience suivante :

Exp. 36. — **Injection d'émétine dans les artères carotides d'un chien, pas de vomissements.**

Chien robuste de forte taille. A 4 h. 5 j'injecte dans l'artère carotide primitive gauche, vers l'encéphale, 5 centigr. d'émétine solution au 10e parfaitemenent neutre.

6 h. L'animal n'a éprouvé aucun phénomène, il est reconduit dans la cour,

Le lendemain, l'animal qui a été constamment renfermé dans une cabane n'a éprouvé aucun phénomène.

4 h. 20. On lui fait la même injection dans l'artère carotide primitive droite.

Le troisième jour, l'animal n'a rien éprouvé ; il est tué par injection d'air dans les veines.

A l'autopsie, l'encéphale ne présente aucune lésion. Les seules altérations que l'on observe sont constituées par un léger degré de rougeur de la muqueuse grastro-intestinale.

Comment maintenant tirer des conclusions de toutes ces recherches ? Nous croyons avoir établi d'une façon indiscutable que l'émétine n'agit comme vomitif que lorsqu'elle est mise en contact avec les extrémités périphériques des nerfs pneumo gastriques ; d'une part, puis qu'elle ne fait pas vomir, quand les deux nerfs pneumogastriques sont coupés ; d'autre part, quoique mise en contact avec le bulbe, elle ne provoque pas de vomissement ; enfin, en troisième lieu puisque quand l'émétine est injectée sous la peau, elle ne fait vomir que bien plus lentement que tous les autres vomitifs administrés par la même voie. *Mais il en est tout autrement pour les autres substances vomitives et en particulier pour l'apomorphine et le tartre stibié qui eux, font vomir dans des conditions tout autres c'est-à-dire quand les nerfs pneumo-gastriques sont coupés.* C'est encore là une preuve que l'émétine est éliminée par la muqueuse gastrique ; nous allons vérifier la dernière donnée par M. d'Ornellas, c'est-à-dire les vomissements provoqués chez les pigeons.

M. d'Ornellas, cela paraît bien incontestable, a fait vomir les pigeons avec l'extrait alcoolique d'estomac d'animaux empoisonnés par l'émétine et administrée en injections sous-cutanées. Mais nulle part cet auteur ne dit qu'il ait fait la contre-épreuve, c'est-à-dire qu'il ait tenté de faire vomir ces animaux avec l'extrait alcoolique de l'estomac d'un chien non empoisonné par l'émétine. C'est cette contre-épreuve que nous avons voulu essayer et elle nous a donné les résultats tels que sans vouloir repousser ceux de M. d'Ornellas, ils nous prouvent au moins qu'ils n'ont pas la valeur qu'il a voulu leur attacher. Nous avons, en effet, préparé deux extraits semblables ; l'un avec l'estomac d'un chien empoisonné par deux petites doses répétées d'émétine ; l'autre avec l'estomac d'un animal qui n'avait subi aucun empoisonnement. Pour préparer ces extraits, nous avons suivi exactement la méthode employée par M. Méhu et que nous avons déjà mentionnée plus haut.

Voilà le résultat de nos deux expériences :

Exp. 37. — Injection sous-cutanée sur un pigeon : 1° avec 1 cent. cube de l'extrait alcoolique de l'estomac d'un chien empoisonné par l'émétine. 2° avec 5 cent. cubes du même extrait.

10 h. On injecte sous la peau du ventre d'un jeune pigeon vigoureux 1 centim. cube de l'extrait alcoolique de l'estomac d'un chien empoisonné par l'émétine.

11 h. 45. Aucun phénomène.

3 h. L'animal n'a pas vomi, je lui injecte alors sous la peau 5 centim.

cubes du même extrait, et, au bout de 20 minutes, l'animal vomit abondamment à plusieurs reprises ; il meurt dans la nuit.

Exp. 38. — Injection sous-cutanée d'extrait alcoolique de l'estomac d'un chien n'ayant subi aucun empoisonnement : 1. 1 cent. cube, pas d'effet ; 2. 5 cent. cubes, vomissement.

3 h. 10. Injection sous-cutanée sur un pigeon pareil au précédent, de 1 centim. cube d'extrait alcoolique d'estomac d'un chien sain.

5 h. L'animal n'a pas vomi.

5 h. 5. Injection de 5 centim. cubes du même extrait.

5 h. 30. Vomissement assez facile.

5 h. 50. Mort.

Après avoir ainsi passé en revue tous les phénomènes que nous avons pu constater dans l'étude chimique et dans l'étude expérimentale, nous ferons observer que l'émétine est encore bien mal connue et que tout en formulant ces conclusions, nous serons obligé, sur plusieurs points, de rester dans une extrême réserve.

Cependant, nous nous sommes proposé un but en commençant, c'est-à-dire d'expliquer le mode d'action de l'ipéca dans la diarrhée ; or, nous avons pu voir que de difficultés nous rencontrons, et cela, parce que les diarrhées, d'une part, ne sont pas semblables à elles-mêmes ; d'autre part, tous les ipécas ne sont pas absolument comparables. Or, nous croyons pouvoir admettre que, comme cela est prouvé par les actions sur le système nerveux vaso-moteur, nous ne pouvons plus soutenir la première hypothèse.

C'est, qu'en effet, la physiologie est difficile à faire que dans beaucoup de cas la maladie était à des périodes différentes et que, par conséquent, l'on ne doit tenir aucun compte des vomissements ou non qui se manifestent pendant la crise. d'autre part, nous avons vu sous le rapport de l'hypothèse de la substitution que la sécheresse instantanée de la muqueuse intestinale, que lés lésions chroniques chroniques qu'elle porte, que le mode de vomissement que l'on constate avec l'émétine, sont autant de raisons qui doivent nous faire admettre l'action substitutive.

Dès lors, il est probable que dans toutes les formes de diarrhée, l'ipécacuanha agit de la même manière, c'est-à-dire en substituant une inflammation franche à une inflammation bâtarde qu'avait produite la maladie : mais il faudra alors que les lavements d'ipéca soient continués jusqu'au moment où l'on aura produit cette inflammation et ne pas se décourager pour une entrave de quelques jours, comme nous paraît l'avoir fait M. le Dr Moutard-Martin.

D'autre part, nos expériences sur les vaso-moteurs n'ont pas été inutiles, puisqu'elles nous montrent qu'en diminuant la tension artérielle, l'émétine peut devenir un adjuvant utile pour combattre la fièvre, comme nous l'avons déjà dit dans l'exposition générale de notre sujet.

Pour ce qui est de la fièvre puerpérale et des affections de poitrine, nous croyons encore que c'est par son action sédative sur la circulation, par la révolution qu'elle produit du côté de l'intestin, que l'émétine peut devenir utile.

Il nous resterait à nous occuper des sueurs, mais ici nous nous trouvons tout à fait en présence de l'inconnu, car nous n'avons pu faire d'expériences dans ce sens, mais nous trouverons peut-être la clef d'une explication plausible dans le mode d'action de l'émétine sur la diarrhée.

Deux hypothèses peuvent être ici encore en présence : 1° une action produite par l'émétine au moment de son élimination par les glandes sudoripares ; 2° la possibilité d'une révolution énergique du côté de l'intestin qui agirait alors à la manière de tous les autres révulsifs.

Quoi qu'il en soit de ces interprétations, il est probable que la première hypothèse est la vraie, et que l'émétine agit en s'éliminant par les glandes sudoripares ; il y a là un vaste champ d'expériences qui nous semble digne d'être fouillé sous plusieurs rapports.

Arrivé au terme de notre travail, et en présence des nombreuses expériences que nous avons faites, nous nous apercevons facilement qu'il existe bien des lacunes à combler. Nous n'entreprendrons pas maintenant d'expliquer plusieurs des effets physiologiques de l'émétine, effets qui peuvent devenir le point de départ d'autant de chapitres spéciaux et compliqués en même temps que d'indications thérapeutiques importantes. Cependant, nous croyons avoir démontré quel est le mode d'action de l'ipéca dans la diarrhée ; c'est là la tâche que nous nous étions proposé de remplir, et nous nous croirons suffisamment récompensé si nous y sommes parvenu.

CONCLUSIONS.

Arrivé au terme de mon travail, je vais résumer, sous forme de propositions, les principales données qui me semblent résulter de l'étude que j'ai faite :

1° L'émétine est le principe véritablement actif de l'ipécacuanha. Toutes les propriétés physiologiques, thérapeutiques et toxiques que possède cette plante, elle les doit à la présence de son alcaloïde.

2° Dans la dysentérie comme dans les diarrhées, l'ipéca, administré en lavements, jouit de propriétés aussi énergiques que lorsqu'il est donné par la bouche, suivant la méthode brésilienne.

3° L'ipéca en lavements est un des meilleurs traitements que l'on puisse employer pour combattre le choléra infantile; il peut être supporté pendant un temps assez long, sans affaiblir les jeunes sujets.

4° Dans la diarrhée des tuberculeux, quelle que soit la période, les lavements d'ipéca donnent de bons résultats.

5° Cette médication peut également être employée avec avantage pour combattre les sueurs profuses des phthisiques.

6° L'émétine est une substance très-toxique; elle peut tuer les animaux de deux manières : tantôt par la prostration considérable qu'elle exerce sur le système nerveux; tantôt, lorsqu'elle est donnée à plus faibles doses, par l'entérite intense qu'elle provoque.

7° Deux hypothèses sont possibles pour expliquer l'action favorable de l'ipécacuanha dans les diarrhées :

A. Une action vaso-constrictive qui diminuerait l'abondance des sécrétions;

B. Une action substitutive qui résulte de l'inflammation de la muqueuse.

8° L'action vaso-constrictive n'existe pas, ainsi que le montrent les expériences faites sur le nerf de la glande sous-maxillaire et sur la tension artérielle.

9° La production de l'inflammation de la muqueuse gastro-intestinale, la durée prolongée après laquelle le vomissement se produit, semblent au contraire plaider en faveur de la seconde.

10° L'émétine fait vomir au moment où elle s'élimine par la muqueuse gastrique, ainsi que le prouve le retard du vomissement, et même plus fréquemment son absence absolue à la suite de la section des deux nerfs vagues ; elle agit en cela tout différemment de l'apomorphine et du tartre stibié. Ces deux substances, en effet, font vomir aussi vite quand les deux nerfs sont coupés que lorsqu'ils sont intacts.

11° Enfin, les recherches physiologiques et chimiques du médicament plaident encore en faveur de l'élimination de l'émétine par la muqueuse gastro-intestinale.

12° L'émétine n'a pas d'action vomitive directe sur le système nerveux central, ainsi que le prouvent les injections directes de cette substance dans les artères cérébrales.

13° Dès lors, l'on peut admettre que, dans les diarrhées, l'émétine agit en substituant à des inflammations pathologiques une inflammation franche qui tend à guérir spontanément; son effet, dans ces conditions, serait de tout point comparable à celui des purgatifs ou du nitrate d'argent.

14° Dans les sueurs, nous ne pouvons pas davantage admettre une action vaso-motrice, et nous sommes obligé de croire, ou bien qu'en s'éliminant par les glandes sudoripares, elle tend à tarir leur sécrétion, ou bien encore qu'elle agit par la révolution qu'elle fait sur le tube digestif.

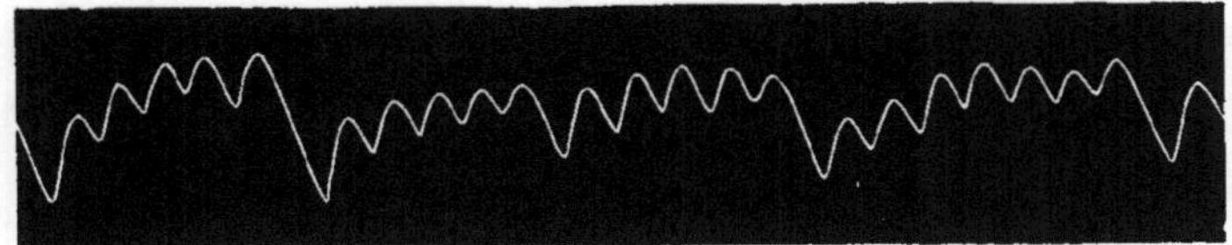

FIGURE 1.

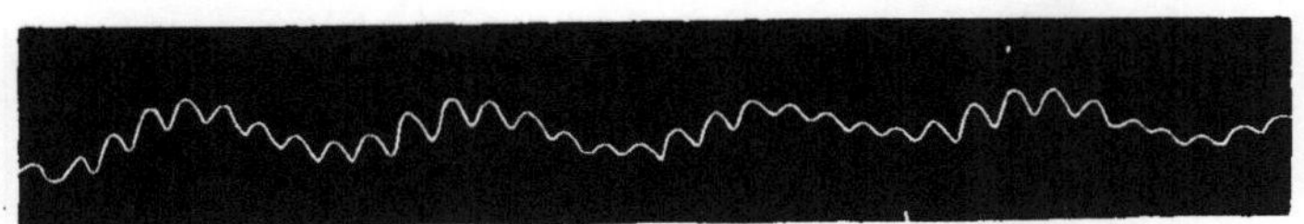

FIGURE 2.

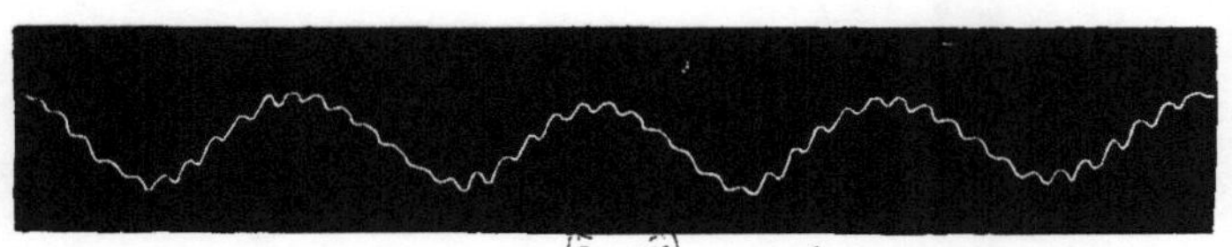

FIGURE 3.

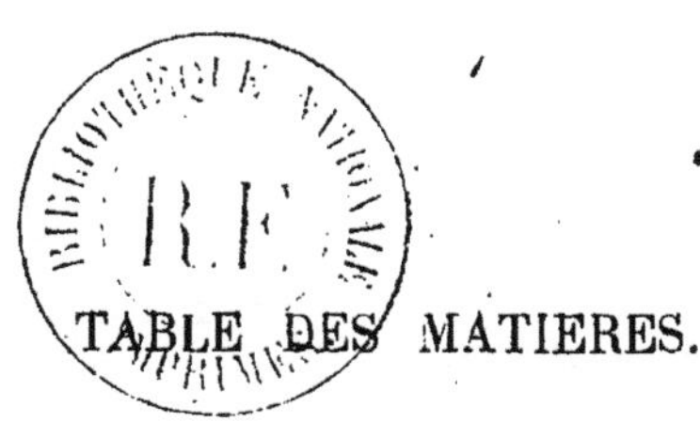

TABLE DES MATIERES.

Paris. A. Parent, imprimeur de la Faculté de Médecine, rue Mr-le-Prince, 31.

www.ingramcontent.com/pod-product-compliance
Ingram Content Group UK Ltd.
Pitfield, Milton Keynes, MK11 3LW, UK
UKHW021106260726
13994UKWH00002B/751